U0278453

北京市惠民医药卫生事业发展基金会 ◎ 组织编写

常见病中成药临床合理使用丛书

消化科 分册

丛书主编◇张伯礼 高学敏

分册主编◇刘绍能

华夏出版社
HUAXIA PUBLISHING HOUSE

图书在版编目（CIP）数据

常见病中成药临床合理使用丛书. 消化科分册 / 张伯礼，高学敏主编；刘绍能分册主编. —北京：华夏出版社，2015.1

ISBN 978-7-5080-8343-8

Ⅰ.①常… Ⅱ.①张… ②高… ③刘… Ⅲ.①消化系统疾病—常见病—中成药—用药法 Ⅳ.①R286

中国版本图书馆 CIP 数据核字(2014)第 304375 号

消化科分册

主　　编　刘绍能
责任编辑　梁学超

出版发行　**华夏出版社**
经　　销　新华书店
印　　刷　三河市少明印务有限公司
装　　订　三河市少明印务有限公司
版　　次　2015 年 1 月北京第 1 版
　　　　　2015 年 1 月北京第 1 次印刷
开　　本　880×1230　1/32 开
印　　张　5.25
字　　数　118 千字
定　　价　21.00 元

华夏出版社　地址：北京市东直门外香河园北里 4 号　　邮编：100028
　　　　　　　　网址:www.hxph.com.cn　　电话：（010）64663331（转）
若发现本版图书有印装质量问题，请与我社营销中心联系调换。

常见病中成药临床合理使用丛书
编委会名单

总 策 划 惠鲁生

主　　编 张伯礼　高学敏

专家顾问（以姓氏笔画为序）

马　融　冯兴华　安效先　刘清泉

孙树椿　肖承悰　李曰庆　李书良

李乾构　李博鉴　林　兰　季绍良

陈淑长　姜　坤　姜良铎　聂莉芳

晁恩祥　钱　英　高建生

编　　委 钟赣生　张德芹　王　淳　王　茜

金　轶

《消化科分册》编委会名单

主　编　刘绍能
副主编　汪红兵　周正华
编　委（按姓氏笔划排序）
　　　　刘绍能　刘慧敏　汪红兵
　　　　张　琳　周正华

　　刘绍能　男，医学博士，主任医师，博士研究生导师，中国中医科学院广安门医院消化科主任，北京中医药大学兼职教授。中华中医药学会脾胃病分会委员、常委，中华中西医结合学会消化病专业委员会委员。

序

中医药作为我国重要的医疗卫生资源，与西医药优势互补，相互促进，共同维护和增进人民健康，已经成为中国特色医药卫生事业的重要特征和显著优势。中医药临床疗效确切、预防保健作用独特、治疗方式灵活多样、费用较为低廉，具有广泛的群众基础。基层是中医药服务的主阵地，也是中医药赖以生存发展的根基，切实提高城乡基层中医药服务能力和水平，有利于在深化医改中进一步发挥中医药作用，为人民群众提供更加优质的中医药服务。

近年来，北京市惠民医药卫生事业发展基金会致力于"合理使用中成药"公益宣传活动，继出版《中成药临床合理使用读本》《常见病中成药合理使用百姓须知》之后，又出版《常见病中成药临床合理使用丛书》，旨在针对常见病、多发病，指导基层医务工作者正确使用中成药，并可供西医人员学习使用，以实现辨证用药、安全用药、合理用药。

相信该丛书的出版发行，有利于促进提升城乡基层中医药服务能力和水平，推动中医药更广泛地进乡村、进社会、进家庭，让中医药更好地为人民健康服务。

2014 年 2 月 20 日

为了配合推进国家医疗制度改革、深入贯彻国家基本药物制度、更好地促进国家基本药物的合理应用，北京市惠民医药卫生事业发展基金会基于"合理使用中成药"公益宣传活动项目，组织编写了《常见病中成药临床合理使用丛书》，该丛书是继《中成药临床合理使用读本》、《常见病中成药合理使用百姓须知》之后的又一力作。《消化科分册》选择消化系统的慢性胃炎、腹泻型肠易激综合征、便秘、溃疡性结肠炎等临床常见病、多发病，以西医病名为纲、中医证候为目，详细介绍具体病种的中成药辨证论治规律和方法，很好地体现辨病论治与辨证论治相结合的原则。既有传统中医理论的指导，又有现代应用研究的支持，为临床合理使用中成药提供了确切的依据。

该丛书以《国家基本药物目录》、《国家基本医疗保险、工伤保险和生育保险药品目录》及《中华人民共和国药典》的品种为依据，选择疗效确切、副作用少的中成药介绍，品种丰富、覆盖面广，兼顾了临床常见的多种证型。为便于全面掌握所选用的中成药知识，该书详细介绍了所选中成药品种的处方、功能与主治、用法与用量、注意事项、药理毒理、临床报道等内容，并附有常用中成药简表，条目清晰，查阅方便。

该书以临床实用为特点，以安全合理使用中成药为宗旨，主要面向西医医师和广大基层医务工作者。该书以西医病名为纲，密切结合临床，详述常见证型及中成药辨证选用规律，将大大提高广大医师学中医药、懂中医药、用中医药的能力。该书的刊行将为促进中成药的合理使用、提升患者健康水平、推动中医药事业的发展做出新的贡献！

刘绍能

2014 年 12 月

目录 Contents

慢性胃炎 ·· 1

一、中医病因病机分析及常见证型 ·············· 2

二、辨证选择中成药 ································· 3

三、用药注意 ·· 6

附一 常用治疗慢性胃炎的中成药药品介绍 ············ 7

附二 治疗慢性胃炎的常用中成药简表 ············· 39

腹泻型肠易激综合征 ·························· 47

一、中医病因病机分析及常见证型 ·············· 49

二、辨证选择中成药 ······························· 49

三、用药注意 ··· 52

附一 常用治疗腹泻型肠易激综合征的中成药药品介绍 ········ 53

附二 治疗腹泻型肠易激综合征常用中成药简表 ··········· 78

便 秘 ·· 83

一、中医病因病机分析及常见证型 ·············· 85

二、辨证选择中成药 ································· 86

三、用药注意 ·· 90

附一 常用治疗便秘的中成药药品介绍 ··········· 91

1

　　附二　治疗便秘的常用中成药简表 ················· 119

溃疡性结肠炎 ················· 125

　　一、中医病因病机分析及常见证型 ················· 126

　　二、辨证选择中成药 ················· 127

　　三、用药注意 ················· 132

　　附一　常用治疗溃疡性结肠炎的中成药药品介绍 ················· 133

　　附二　治疗溃疡性结肠炎的常用中成药简表 ················· 153

慢性胃炎

慢性胃炎（chronic gastritis，CG）是指由多种原因引起的胃黏膜慢性炎症或萎缩性病变，包括非萎缩性胃炎和萎缩性胃炎，主要病理为炎症、萎缩、肠上皮化生、异型增生等。CG 十分常见，约占接受胃镜检查的 80% ～ 90%，随着年龄的增长，CG 的发病率逐年增加。CG 的病因以幽门螺旋杆菌感染和免疫因素为主，而饮酒、吸烟、饮食不节、精神因素、胆汁返流、各种慢性病以及损伤胃黏膜的药物等均可引起或诱发本病。

CG 临床表现主要有上腹部疼痛、胃胀、食欲不振、嗳气、烧心等症状，但均无特异性，确诊需要胃镜及病理检查。现代医学常用的治疗方法是抑制胃酸、保护胃黏膜、促进胃动力、增加消化酶、根除幽门螺杆菌及对症治疗等。

CG 在中医学中没有直接对应的病名，根据本病的胃痛、胃胀等主要临床表现，可参考中医学的"胃痛"、"痞满"、"胃痞"等进行辨治。本病的发生多因外感寒邪、饮食失节、内伤劳倦、情志不畅等，以致脾胃损伤而引起。非萎缩性胃炎以寒、热、实证为主，萎缩性胃炎则以虚、滞、瘀证为主。

一、中医病因病机分析及常见证型

中医学认为，CG 的病因主要为外邪犯胃、饮食伤胃、情志失和、失治误治、脾胃虚弱等五个方面。其病位在胃，而与肝脾关系密切。胃气阻滞，胃络瘀阻，胃失所养，不通则痛；病邪阻滞，肝气郁结，均使气机不利，气滞而作痛；脾胃阳虚，脉络失于温养，或胃阴不足，脉络失于濡润，致使脉络拘急而作痛。

CG 常见证型有肝气犯胃证、肝胃郁热证、瘀血停胃证、胃阴亏虚证、脾胃虚寒证，萎缩性胃炎以胃阴亏虚证为主，还可见到正虚血瘀证。

二、辨证选择中成药

1. 肝气犯胃证

【临床表现】胃脘胀满，攻撑作痛，脘痛连胁，胸闷嗳气，喜长叹息，大便不畅，得嗳气、矢气则舒，遇烦恼郁怒则痛作或痛甚，苔薄白，脉弦。

【辨证要点】胃脘胀满，脘痛连胁，遇烦恼郁怒则痛作或痛甚。

【病机简析】情志不舒，肝气郁结而不得疏泄，横逆犯胃而作胃痛。胁乃肝之分野，而气多走窜游移，故疼痛攻撑连胁，时轻时重。气机不利，肝胃气逆，故脘胀嗳气。胃气不和，消化力下降，故纳食不香。如情志不和，则肝郁更甚，故发病多与情志不舒有关。

【治法】疏肝理气，和胃止痛。

【辨证选药】可选气滞胃痛颗粒（片）、胃苏颗粒、舒肝和胃丸、舒肝健胃丸、快胃片、健胃愈疡颗粒（片、胶囊）。

此类中成药常用柴胡、枳壳、白芍等药疏肝，陈皮、佛手等和胃，香附、川楝子等理气止痛，从而达到疏肝理气、和胃止痛的目的。

2. 肝胃郁热证

【临床表现】胃脘灼痛，痛势急迫，喜冷恶热，得凉则舒，心烦易怒，泛酸嘈杂，口干口苦，舌红苔黄，脉弦数。

【辨证要点】胃脘灼痛，心烦易怒，泛酸嘈杂，口干口苦，舌红苔黄，脉弦数。

【病机简析】肝气郁结，日久化热，邪热犯胃，故胃脘灼热疼痛，痛势急迫。肝热犯胃，胃气上逆，故烦躁易怒，泛酸嘈杂。肝胆互为表里，肝热夹胆火上乘，故口干口苦。

【治法】疏肝理气，泄热和中。

【辨证选药】可选三九胃泰颗粒（胶囊）、胃力康颗粒、胃逆康胶囊、左金丸、加味左金丸、赛胃安胶囊。

此类中成药常用柴胡、枳壳、木香、白芍等药疏肝理气，黄连、黄芩、蒲公英等清热，陈皮、半夏、茯苓等和胃，从而达到疏肝理气、泄热和胃的作用。

3. 瘀血停胃证

【临床表现】胃脘疼痛，痛如针刺刀割，痛有定处，按之痛甚，食后加剧，入夜尤甚，或见吐血、黑便，舌质紫暗或有瘀斑，脉涩。

【辨证要点】胃脘疼痛如针刺刀割，痛有定处，舌质紫黯或有瘀斑。

【病机简析】气为血帅，血随气行，气滞日久则导致瘀血内停胃络，由于瘀血有形，故胃脘刺痛，痛有定处而拒按。瘀阻血溢则可出血，从上呕吐而出即见吐血；从下随大便而出则为黑便。舌质紫黯或有瘀斑、脉涩为内有瘀血之表现。

【治法】活血化瘀，理气止痛。

【辨证选药】可选用复方田七胃痛胶囊、胃康胶囊、胃康灵丸（胶囊、片、颗粒）、复方胃痛胶囊、元胡止痛片（颗粒、胶囊、滴丸）、荜铃胃痛颗粒。

此类中成药常用丹参、三七、白及、生蒲黄等活血化瘀，延胡索、香附等理气止痛，从而达到活血化瘀、理气止痛的作用。

4. 胃阴亏虚证

【临床表现】胃脘隐隐灼痛，似饥而不欲食，口燥咽干，口渴思饮，消瘦乏力，大便干结，舌红少津或光剥无苔，脉细数。

【辨证要点】胃脘隐隐灼痛，口燥咽干，舌红少津或光剥无苔。

【病机简析】胃阴不足，胃失濡养，故见胃脘隐隐作痛。胃虚而受纳失常，故食欲不振，饥而不欲食。阴虚津少，无以上承则口干舌燥；无以下溉则肠道失润而大便干结。舌红少津、苔少、脉细为阴虚内热之象。

【治法】养阴益胃，和中止痛。

【辨证选药】可选用养胃舒胶囊（颗粒）、胃安胶囊、养阴清胃颗粒、养胃颗粒（片）、阴虚胃痛颗粒（胶囊、片）。

此类中成药常用沙参、麦冬、石斛、玉竹、黄精、山药、玄参、白芍滋养胃阴，陈皮、茯苓、白术益胃和胃，川楝子、枳壳理气止痛，从而达到养阴益胃、和中止痛的作用。

5. 脾胃虚寒证

【临床表现】胃痛隐隐，绵绵不休，冷痛不适，喜温喜按，空腹痛甚，得食则缓，劳累或食冷或受凉后疼痛发作或加重，泛吐清水，食少，神疲乏力，手足不温，大便溏薄，舌淡苔白，脉虚弱。

【辨证要点】胃痛喜温喜按，手足不温，舌淡苔白。

【病机简析】脾胃虚寒，病属正虚，故胃痛隐隐。寒得温而散，气得按而行，所以喜温喜按。脾虚中寒，水不运化而上逆，故泛吐清水。脾胃虚则纳运失常，故食欲不振。胃虚得食，则产能量以助正抗邪，所以饥时痛甚，得食痛缓。脾主肌肉及四肢，脾阳虚则失其温煦之功，故神疲乏力，手足不温。脾虚生湿，下渗肠间则大便溏薄。

【治法】温中健脾，和胃止痛。

【辨证选药】可选用温胃舒胶囊（颗粒、片）、仲景胃灵丸、虚寒胃痛颗粒（胶囊）、丹桂香颗粒、香砂养胃丸（颗粒）、理中丸（片）、安中片。

此类中成药常用高良姜、附子、肉桂、干姜等温中散寒，黄芪、白术、党参等健脾益气，砂仁、陈皮等和胃，延胡索、小茴香、香附等理气止痛，从而达到温中健脾、和胃止痛的作用。

6. 正虚血瘀证

【临床表现】胃痛隐隐，痛有定处，食少，神疲乏力，舌质淡黯或有瘀斑，脉细涩。

【辨证要点】胃痛隐隐，痛有定处，神疲乏力，舌质淡黯或有瘀斑。

【病机简析】胃病日久，正气亏虚，则食少、神疲乏力、舌质淡；日久则导致瘀血内停胃络，由于瘀血有形，故胃脘刺痛，痛有定处而拒按。

【治法】扶正化瘀，和胃止痛。

【辨证选药】可选用摩罗丹、胃复春片（胶囊）、健胃消炎颗粒。

此类中成药常用黄芪、红参、茯苓、白术等健脾益气，三七、玄参、当归等化瘀散结，延胡索、枳壳理气止痛，从而达到扶正化瘀、和胃止痛的作用。

三、用药注意

CG 的治疗要配合饮食的调理，在治疗期间，饮食宜清淡，切忌肥甘油腻食物，以防影响药效的发挥。此外，要注意情志变化对疾病的影响，保持心情舒畅有利于胃病的恢复。应随时注意患者的病情变化，胃痛加重，或有黑便出现时，必须及时治疗。对于萎缩性胃炎患者要及时复查胃镜。临床选药必须以辨证论治的思想为指导，针对不同证型，选择与其相应的药物，才能收到较为满意的疗效。还要注意药品的保管，将药品贮存于阴凉干燥处，药品性状发生改变时禁止服用；将药品存放于儿童不能接触的地方，以防发生意外。服用药品还要仔细阅读药品说明书，不能违背具体药品的饮食禁忌、配伍禁忌、妊娠禁忌、证候禁忌、病证禁忌、特殊体质禁忌、特殊人群禁忌等，各药品具体内容中均有详细介绍，用药前务必仔细阅读。患者如正在服用其他药品，应当告知医师或药师。儿童若需用药，务请咨询医师，并必须在成人的监护下使用。

附一

常用治疗慢性胃炎的中成药药品介绍

（一）肝气犯胃证常用中成药品种

气滞胃痛颗粒（片）

【处方】柴胡、延胡索（炙）、枳壳、香附（炙）、白芍、炙甘草。

【功能与主治】舒肝理气，和胃止痛。用于肝郁气滞，胸痞胀满，胃脘疼痛。

【用法与用量】

颗粒剂：开水冲服。一次 5g，一日 3 次。

片剂：口服。薄膜衣片，一次 3 片，一日 3 次；糖衣片，一次 6 片，一日 3 次。

【注意事项】

1. 孕妇慎用。

2. 忌气怒，忌食辛辣食物。

3. 重度胃痛应在医师指导下服用。

【规格】

颗粒剂：（1）每袋装 2.5g，（2）每袋装 5g。

片剂：薄膜衣片，每片重 0.5g。糖衣片，片芯重 0.25g。

【贮藏】 密封。

【药理毒理】 气滞胃痛颗粒有较好的止痛作用，并能调节胃肠运动和减少胃液分泌。

·**镇痛作用** 气滞胃痛颗粒给小鼠灌胃，能减少腹腔注射冰醋酸所致的扭体次数[1]。大鼠右后足跖底部皮下注射 2.5% 甲醛溶液，气滞胃痛颗粒可减少其舔、咬、抖足次数[2]。说明气滞胃痛颗粒有明显的镇痛作用。

·**对胃、肠平滑肌的影响** 气滞胃痛颗粒在 $20 \sim 160 \ mg \cdot mL^{-1}$ 浓度范围内能显著促进大鼠胃、肠平滑肌条的运动，$200 \sim 280 mg \cdot mL^{-1}$ 浓度范围内可抑制大鼠胃、肠平滑肌条的运动。气滞胃痛颗粒对大鼠胃、肠平滑肌条的收缩具有双向调节作用[1]。

·**对胃液分泌的影响** 结扎大鼠幽门分析气滞胃痛颗粒对胃液分泌的影响，提示该药可显著降低大鼠胃液量、胃液总酸度以及总酸排出量，降低胃蛋白酶活性[3]。

【临床报道】 46 例慢性胃炎患者，口服气滞胃痛颗粒治疗，每次 5g，餐前半小时开水冲服，连服 30 天。结果临床痊愈 8 例，显效 12 例，有效 22 例，无效 4 例，总有效率 91.30%[4]。

【参考文献】

[1] 韩凌，李坤，潘英，等．气滞胃痛颗粒的药效学研究．中国药房，2010，21（35）：3285-3282．

[2] 姚东，孟宪生，潘英，等．气滞胃痛颗粒镇痛作用研究及机制初探．中成药，2012，34（3）：556-558．

[3] 温小萍，刁云鹏，韩凌，等．气滞胃痛颗粒抗大鼠实验性胃溃疡作用研究．时珍国医国药，2011，22（8）：1948-1950．

[4] 费金秀，向美珍．气滞胃痛颗粒剂治疗慢性胃炎 46 例．浙江中西医结合杂志，2004，14（9）：572-573．

胃苏颗粒

【处方】 紫苏梗、香附、陈皮、枳壳、槟榔、香橼、佛手、鸡内金（制）。

【功能与主治】 理气消胀，和胃止痛。主治气滞型胃脘痛，症见胃脘胀痛，窜及两胁，得嗳气或矢气则舒，情绪郁怒则发作加重。胸闷食少，排便不畅，舌苔薄白，脉弦等。用于慢性胃炎及消化性溃疡见上述证候者。

【用法与用量】 口服。规格（1）、（2）一次 1 袋，一日 3 次。15 天为一个疗程，可服 1 ~ 3 个疗程或遵医嘱。

【不良反应】 偶有口干、嘈杂。

【禁忌】 孕妇禁用。

【注意事项】

1. 服药期间要保持情绪稳定，切勿恼怒。

2. 少吃生冷及油腻难消化的食品。

【规格】每袋装（1）5g，（2）15g。

【贮藏】密闭，防潮。

【临床报道】71 例胆汁反流性胃炎患者采用胃苏颗粒治疗，每次 5g，每天 3 次，温开水冲服，疗程 1 个月。结果治愈 29 例，有效 33 例，无效 9 例，总有效率为 85.92%。较单用吗丁啉（多潘立酮）治疗为好（$P < 0.05$）[1]。

【参考文献】

[1] 马全明．胃苏颗粒治疗胆汁反流性胃炎疗效观察 [J]．上海中医药杂志，2009，43（11）：47-50.

舒肝和胃丸

【处方】香附（醋制）、白芍、佛手、木香、郁金、柴胡、白术（炒）、陈皮、广藿香、槟榔（炒焦）、莱菔子、乌药、炙甘草。

【功能与主治】舒肝解郁，和胃止痛。用于肝胃不和所致两胁胀满、胃脘疼痛、食欲不振、呃逆呕吐、大便失调。

【用法与用量】口服。水蜜丸一次 9g，大蜜丸一次 2 丸，一日 2 次。

【注意事项】

1．饮食宜清淡，忌酒及辛辣、生冷、油腻食物。

2．忌愤怒、忧郁，保持心情舒畅。

【规格】水蜜丸，每 100 粒重 20g；大蜜丸，每丸重 6g。

【贮藏】密封。

舒肝健胃丸

【处方】柴胡（醋制）、香附（醋制）、香橼、槟榔、牵牛子

（炒）、青皮（醋炒）、陈皮、枳壳、厚朴（姜制）、檀香、豆蔻、延胡索（醋炒）、白芍（麸炒）、鸡内金（炒）、五灵脂（醋制）。

【功能与主治】疏肝开郁，导滞和中。用于肝胃不和引起的胃脘胀痛、胸胁满闷、呕吐吞酸、腹胀便秘。

【用法与用量】口服。一次 3 ~ 6g，一日 3 次。

【禁忌】孕妇禁用。

【注意事项】

1．饮食宜清淡，忌食生冷、油腻、不易消化食物。

2．忌情绪激动或生闷气。

3．不宜与含有人参成份的药物同时服用。

【规格】每袋装 6g。

【贮藏】密封。

快胃片

【处方】海螵蛸、白矾（煅）、白及、延胡索（醋制）、甘草。

【功能与主治】制酸和胃，收敛止痛。用于肝胃不和所致的胃脘疼痛、呕吐反酸、纳食减少；浅表性胃炎、胃及十二指肠溃疡见上述证候者。

【用法与用量】口服。一次 6 片，10 ~ 15 岁一次 4 片，一日 3 次，饭前 1 ~ 2 小时服。

【注意事项】

1．饮食宜清淡，忌食生冷、油腻、不易消化食物。

2．忌情绪激动或生闷气。

3．低酸性胃病、胃阴不足者慎用。

4．本品含有白矾，不宜过量、久服。

【规格】每片重 0.35g。

【贮藏】密封。

健胃愈疡颗粒（片、胶囊）

【处方】柴胡、党参、白芍、延胡索、白及、珍珠层粉、青黛、甘草。

【功能与主治】疏肝健脾，解痉止痛，生肌止血。用于肝郁脾虚、肝胃不和所致的胃脘胀痛、嗳气吐酸、烦躁不适、腹胀、便溏。该药主要用于消化性溃疡活动期见上述证候者，亦可用于慢性胃炎见上述证候者。

【用法与用量】

颗粒剂：温开水冲服。一次 3g，一日 3 次。

片剂：口服。一次 4～5 片，一日 4 次。

胶囊：口服。一次 4 粒，一日 3 次。

【注意事项】

1．饮食宜清淡，忌食生冷、油腻、不易消化食物。

2．忌情绪激动或生闷气。

3．本品入口有较强涩感，故宜以温开水冲服。

【规格】

颗粒剂：每袋重 3g。

片剂：每片重 0.3g。

胶囊：每粒装 0.63g。

【贮藏】密封。

（二）肝胃郁热证常用中成药品种

三九胃泰颗粒（胶囊）

【处方】 三叉苦、九里香、两面针、木香、黄芩、茯苓、地黄、白芍。

【功能与主治】 清热燥湿，行气活血，柔肝止痛。用于湿热内蕴、气滞血瘀所致的胃痛，症见脘腹隐痛、饱胀反酸、恶心呕吐、嘈杂纳减；浅表性胃炎、糜烂性胃炎、萎缩性胃炎见上述证候者。

【用法与用量】

颗粒剂：开水冲服。规格（1）、（2）、（3）一次1袋，一日2次。

胶囊：口服。一次2～4粒，一日2次。

【注意事项】

1. 忌食辛辣刺激性食物。

2. 忌情绪激动或生闷气。

3. 孕妇慎用。

【规格】

颗粒剂：每袋装（1）2.5g，（2）10g，（3）20g。

胶囊：每粒装0.5g。

【贮藏】 密封。

【药理毒理】 三九胃泰对急性胃黏膜损伤有保护作用。

· **对胃黏膜损伤的保护作用** 三九胃泰对阿斯匹林等非甾体类抗炎药所致急性胃黏膜损伤有保护作用，其保护机制是提高了胃黏膜中前列腺素E2（PGE2）、一氧化氮合成酶（NOS）的含量[1]。另据报道，三九胃泰对无水乙醇所致急性胃黏膜损伤亦有保护作用[2]。

·长期毒性试验 三九胃泰（相当于每公斤体重生药量 133.3g）连续灌胃给药 90 天，分别测定大鼠体质量、进食量、血液学、血液生化学、脏器系数及病理组织学变化，均未见有明显病变[3]。

【临床报道】 30 例慢性浅表性胃炎患者用三九胃泰颗粒治疗，每次 2.5g，每日 2 次，疗程 4 周；慢性萎缩性胃炎用三九胃泰颗粒每次 5g，每日 2 次，疗程 8 周。经治疗后，上腹不适、疼痛显效 24 例（80.0%），有效 5 例（16.7%），无效 1 例（3.3%），总有效 96.7%；治疗前后经胃镜检查结果比较，治愈 25 例（83.3%），好转 4 例（13.3%），无效 1 例（3.3%）[4]。

【参考文献】

[1] 张敏，李强，孔古娅．三九胃泰颗粒治疗实验性大鼠急性胃炎的药理研究．现代消化及介入诊疗杂志，2000，5（4）：28-32.

[2] 张万岱，姚永莉．三九胃泰颗粒对大鼠急性胃黏膜损伤的修复作用．中国中西医结合消化杂志，2002，10（3）：148-150.

[3] 蒋杰，潘经媛，杨昊旻，等．三九胃泰颗粒对大鼠的长期毒性试验．中国临床药理学杂志，2009，25（3）：249-251.

[4] 陈福凯，卢立娜，孙照民．三九胃泰颗粒治疗慢性胃炎的疗效观察．临床合理用药，2012，5（1C）：69-70.

胃力康颗粒

【处方】柴胡（醋炙）、赤芍、枳壳（麸炒）、木香、丹参、延胡索、莪术、黄连、吴茱萸、大黄（酒炙）、党参、甘草。

【功能与主治】行气活血，泄热和胃。用于胃脘痛气滞血瘀兼肝胃郁热证，症见胃脘疼痛、胀闷、灼热、嗳气、泛酸、烦躁易怒、口干口苦等。

【用法与用量】 口服。一次 10g，一日 3 次，6 周为一疗程，或遵医嘱。

【禁忌】 孕妇禁用。

【注意事项】

1. 饮食宜清淡，忌烟、酒及辛辣、生冷、油腻食物。

2. 忌情绪激动及生闷气。

3. 有高血压、心脏病、肝病、肾病等慢性病严重者应在医师指导下服用。

4. 脾虚便溏者慎服。

【规格】 每袋重 10g。

【贮藏】 密封。

【药理毒理】 胃力康颗粒有较好的保护胃黏膜作用。

胃力康颗粒对乙酸诱导改良法复制的胃黏膜损伤模型有较好的保护作用，可减少溃疡的发生，其机理与减少一氧化氮（NO）、丙二醛（MDA）含量及提高超氧化物歧化酶（SOD）活性有关。并通过促进碱性成纤维细胞生长因子（bFGF）的表达而加速溃疡黏膜再生和黏膜下组织结构重建进而促进愈合[1, 2]。

【临床报道】 100 例慢性浅表性胃炎患者采用胃力康颗粒剂治疗，每次 10g，每日 3 次，饭前半小时服，治疗 6 周。结果痊愈 68 例，显效 21 例，有效 7 例，无效 4 例，总有效率为 96%[3]。

【参考文献】

[1] 叶恒 . 胃力康颗粒对实验性胃溃疡模型大鼠的影响 . 北方药学，2012，9（6）：30-31.

[2] 叶恒．胃力康颗粒对实验性胃溃疡大鼠胃组织碱性成纤维细胞生长因子表达的影响．中国中西医结合消化杂志，2012，20（4）：165-166.

[3] 王树桂，朱敏嘉．胃力康颗粒剂治疗慢性浅表性胃炎100例临床观察．广西医学，2005，27（9）：1407-1408.

胃逆康胶囊

【处方】柴胡（醋）、白芍、枳实、黄连、川楝子、清半夏、陈皮、吴茱萸、莪术、瓦楞子（煅）、蒲公英、甘草。

【功能与主治】疏肝泄热，和胃降逆，制酸止痛。用于肝胃郁热证引起的胸脘胁痛、嗳气呃逆、吐酸嘈杂、脘胀纳呆、口干口苦、舌红苔黄。

【用法与用量】饭前口服。一次4粒，一日3次，一个月为一疗程或遵医嘱。

【禁忌】孕妇禁用。

【注意事项】

1．饮食宜清淡，忌食辛辣、生冷、油腻食物。

2．忌情绪激动及生闷气。

3．不宜在服药期间同时服用滋补性中药。

4．脾虚便溏、胃寒胃痛者慎用。

【规格】每粒装0.4g。

【贮藏】密封。

【药理毒理】胃逆康胶囊有促进胃肠运动和抑制胃液分泌作用。

·**对胃肠运动的影响** 胃力康颗粒可促进胃排空，提高小肠的推进运动，增加胃肠的运动频率[1]。

·**对胃液分泌的影响**　结扎大鼠幽门研究胃力康颗粒对胃液分泌的影响，提示胃力康颗粒可显著降低大鼠胃液量，胃液总酸度以及总酸排出量[1]。

【参考文献】

[1] 康永，王晞星，李廷荃，等.胃逆康胶囊对消化系统药理作用的实验研究.中国中西医结合杂志，1996，16（特辑）：171-172.

左金丸（胶囊、片）

【处方】 姜黄连、制吴茱萸。

【功能与主治】 泻火，疏肝，和胃，止痛。用于肝火犯胃所致脘胁疼痛、口苦嘈杂、呕吐酸水、不喜热饮。

【用法与用量】

丸剂：口服。一次 3 ~ 6g，一日 2 次。

胶囊：口服。一次 2 ~ 4 粒，一日 2 次，饭后服用。

片剂：口服。一次 8 片，一日 2 次。

【注意事项】

1．饮食宜清淡，忌酒及辛辣、生冷、油腻食物。

2．忌愤怒、忧郁，保持心情舒畅。

3．脾胃虚寒者不适用。

【规格】

丸剂：每瓶装 60g。

胶囊：每粒装 0.35g。

片剂：每片片芯重 0.25g。

【贮藏】 密封，防潮。

加味左金丸

【处方】姜黄连、制吴茱萸、黄芩、柴胡、木香、醋香附、郁金、白芍、醋青皮、麸炒枳壳、陈皮、醋延胡索、当归、甘草。

【功能与主治】平肝降逆，疏郁止痛。用于肝郁化火、肝胃不和引起的胸脘痞闷、急躁易怒、嗳气吞酸、胃痛少食。

【用法与用量】口服。一次 6g，一日 2 次。

【注意事项】

1．忌食生冷、油腻及不易消化的食物。

2．保持心情舒畅，忌气恼。

3．孕妇慎用。

4．肝寒犯胃及体虚者慎用。

【规格】每 100 丸重 6g。

【贮藏】密封。

赛胃安胶囊

【处方】石膏、冰片。

【功能与主治】止血，消炎，收敛，促进肉芽新生，使溃疡面愈合。用于胃、十二指肠溃疡，急、慢性胃炎，食管炎，口腔炎。

【用法与用量】口服，饭前半小时用开水送服。一次 3 粒，一日 3 次。

【注意事项】

1．饮食宜清淡，忌食辛辣、生冷、油腻食物。

2．本品应空腹服用，使该药接触溃疡面机会较多，愈合更快。

3．服药期间忌服碱性药物。

4．症状消失后，应连续服药 3 ~ 4 周，使溃疡面全部愈合，以免复发。

【规格】每粒装 0.87g。

【贮藏】密封。

（三）瘀血停胃证常用中成药品种

复方田七胃痛胶囊

【处方】三七、延胡索、香附、吴茱萸、瓦楞子、枯矾、甘草、白芍、白及、川楝子。

【功能与主治】制酸止痛，理气化瘀，温中健脾，收敛止血。用于胃酸过多，胃脘痛，胃溃疡，十二指肠球部溃疡及慢性胃炎。

【用法与用量】口服。一次 3 ~ 4 粒，一日 3 次。维持用量：症状消失后，继续用药 15 天，一次 2 粒，一日 2 次。

【注意事项】

1．饮食宜清淡，忌食辛辣、生冷、油腻食物。

2．忌情绪激动及生闷气。

3．不宜在服药期间同时服用滋补性中药。

4．胃热痛者不适用，其表现为口渴、口臭、胃中嘈杂易饥、大便秘结，甚则口腔糜烂、牙周肿痛。

5．青光眼患者慎用。

【规格】每粒装 0.5g。

【贮藏】密封。

胃康胶囊

【处方】 白及、白芍、百草霜、海螵蛸、黄芪、鸡蛋壳、鸡内金、没药、乳香、三七、香附。

【功能与主治】 行气健胃，化瘀止血，制酸止痛。用于气滞血瘀所致的胃脘疼痛、痛处固定、吞酸嘈杂，或见吐血、黑便；慢性胃炎、胃及十二指肠溃疡、上消化道出血见上述证候者。

【用法与用量】 口服。一次2～4粒，一日3次。

【不良反应】 偶尔出现咽喉干燥之不良反应。

【禁忌】 孕妇禁用。

【注意事项】

1．不宜在服药期间同时服用滋补性中药。

2．饮食宜清淡，忌食辛辣、油腻、生冷之品，戒烟酒。

3．忌情绪激动及生闷气。

【规格】 每粒装0.3g。

【贮藏】 密封。

胃康灵丸（胶囊、片、颗粒）

【处方】 白及、三七、白芍、甘草、茯苓、延胡索、海螵蛸、颠茄浸膏。

【功能与主治】 柔肝和胃，散瘀止痛，缓急止痛，去腐生新。用于肝胃不和、瘀血阻络所致的胃脘疼痛连及两胁、嗳气、泛酸，急慢性胃炎、胃及十二指肠溃疡见上述证候者。

【用法与用量】

丸剂：饭后服用。一次8丸，一日3次。

胶囊：口服。一次 4 粒，一日 3 次。

片剂：饭后服用。一次 4 片，一日 3 次。

颗粒剂：开水冲服，饭后服用。一次 1 袋，一日 3 次。

【不良反应】不良反应较常见的有：口干，便秘，出汗减少，口鼻、咽喉及皮肤干燥，视力模糊，排尿困难（老人）。

【禁忌】

1．前列腺肥大、青光眼患者禁用。

2．哺乳期妇女禁用。

3．孕妇禁用。

【注意事项】

1．饮食宜清淡，忌酒及辛辣、生冷、油腻食物。

2．忌愤怒、忧郁，保持心情舒畅。

3．有高血压、心脏病、返流性食管炎、胃肠道阻塞性疾患、甲状腺机能亢进、溃疡性结肠炎患者慎用。

【规格】

丸剂：每 100 丸重 20g。

胶囊：每粒装 0.4g。

片剂：每片重 0.4g。

颗粒剂：每袋装 6g。

【贮藏】密封。

复方胃痛胶囊

【处方】 五香血藤、九月生、徐长卿、吴茱萸、金果榄、拳参。

【功能与主治】行气活血，散寒止痛。用于寒凝气滞血瘀所致的胃脘刺痛、嗳气吞酸、食欲不振；浅表性胃炎以及胃、十二指肠溃疡见上述证候者。

【用法与用量】饭后服用。一次 2 ～ 3 粒，一日 2 次。

【禁忌】肾脏病患者、孕妇、新生儿禁用。

【注意事项】

1．饮食宜清淡，忌酒及辛辣、生冷、油腻食物。

2．本品含有马兜铃科植物九月生，应在医师指导下服用，定期复查肾功能。

【规格】每粒装 0.28g。

【贮藏】密封。

元胡止痛片（颗粒、胶囊、滴丸）

【处方】醋延胡索、白芷。

【功能与主治】理气，活血，止痛。用于气滞血瘀的胃痛、胁痛、头痛及痛经。

【用法与用量】

片剂：口服。规格（1）、（2）一次 4 ～ 6 片，一日 3 次，或遵医嘱。

颗粒剂：开水冲服。一次 1 袋，一日 3 次，或遵医嘱。

胶囊：口服。规格（1）一次 4 ～ 6 粒，规格（2）一次 2 ～ 3 粒，一日 3 次，或遵医嘱。

滴丸剂：口服。一次 20 ～ 30 丸，一日 3 次，或遵医嘱。

【注意事项】

1．饮食宜清淡，忌酒及辛辣、生冷、油腻食物。

2．忌愤怒、忧郁，保持心情舒畅。

3．孕妇慎用。

4．脾胃虚寒及胃阴不足者不宜用。

【规格】

片剂：（1）糖衣片，片芯重 0.25g；（2）薄膜衣片，每片重 0.26g。

颗粒剂：每袋装 5g。

胶囊：（1）每粒装 0.25g，（2）每粒装 0.45g。

滴丸剂：每 10 丸重 0.5g。

【贮藏】密封。

荜铃胃痛颗粒

【处方】荜澄茄、川楝子、延胡索（醋制）、大黄（酒）、黄连、吴茱萸、醋香附、香橼、佛手、海螵蛸、煅瓦楞子。

【功能与主治】行气活血，和胃止痛。用于气滞血瘀引起的胃脘痛，慢性胃炎见有上述证候者。

【用法与用量】开水冲服。一次 5g，一日 3 次。

【禁忌】孕妇禁用。

【注意事项】

1．饮食宜清淡，忌食辛辣、生冷、油腻食物。

2．忌情绪激动及生闷气。

【规格】每袋装 5g。

【贮藏】密封。

（四）胃阴亏虚证常用中成药品种

养胃舒胶囊（颗粒）

【处方】党参、白术（炒）、黄精（蒸）、山药、干姜、菟丝子、陈皮、玄参、乌梅、山楂（炒）、北沙参。

【功能与主治】滋阴养胃。用于慢性胃炎，胃脘灼热，隐隐作痛。

【用法与用量】

胶囊：口服。一次3粒，一日2次。

颗粒剂：开水冲服。一次5～10g，一日2次。

【注意事项】

1．孕妇慎用。

2．湿热胃痛证及重度胃痛应在医师指导下服用。

3．儿童及年老体虚患者应在医师指导下服用。

【规格】

胶囊：每粒装0.4g。

颗粒剂：每袋装（1）10g，（2）5g。

【贮藏】密封。

【临床报道】42例慢性萎缩性胃炎患者口服养胃舒胶囊治疗[1]，每次3粒，每日2次，疗程3个月，结果痊愈10例（23.81%），显效17例（40.48%），有效11例（26.19%），无效4例（9.52%），总有效率90.50%。另一组资料显示[2]，慢性萎缩性胃炎患者口服养胃舒胶囊，每次3粒，每日2次，连续服用5个月。40例中临床痊愈12例，显效14例，有效9例，无效5例，总有效率为87.50%；病理疗效分析，胃黏膜中重度萎缩27例和中重度肠化生 21 例的总有效率分别为 77.78% 和 71.43%。均优于口服叶酸片治疗对照组。

【参考文献】

[1] 曹永亮，牛东．养胃舒胶囊治疗慢性萎缩性胃炎 42 例．现代中医药，2010，30（3）：19-20.

[2] 邹煜明，穆颖．养胃舒胶囊治疗慢性萎缩性胃炎疗效观察．上海中医药杂志，2011，45（2）：49-50.

胃安胶囊

【处方】 石斛、黄柏、南沙参、山楂、枳壳（炒）、黄精、甘草、白芍。

【功能与主治】 养阴益胃，行气止痛。用于胃脘嘈杂、上腹隐痛、咽干口燥。

【用法与用量】 饭后 2 小时服用。一次 3 粒，一日 2 次。

【注意事项】

1．忌食生冷、油腻、不易消化食物。

2．不适用于脾胃阳虚证，主要表现为遇寒则胃脘痛、大便溏泻。

【规格】 每粒装 0.25g。

【贮藏】 密封。

【临床报道】 47 例慢性胃炎患者口服胃安胶囊，每次 5 粒，每日 3 次，4 周为 1 个疗程，结果治愈 19 例，显效 14 例，有效 11 例，无效 3 例，总有效率 93.6%[1]。

【参考文献】

[1] 吉红梅．胃安胶囊治疗慢性胃炎临床分析．北方药学，

2011，8（3）：62–63.

养阴清胃颗粒

【处方】 石斛、知母、黄连、苦参、茯苓、白术、黄芪、白及、马齿苋、枳壳、威灵仙、地榆、射干、连翘。

【功能与主治】 养阴清胃，健脾和中。用于慢性胃炎属郁热蕴胃伤及气阴证，症见胃脘痞满或疼痛、胃中灼热、恶心呕吐、泛酸呕苦、口臭不爽、便干等。

【用法与用量】 饭前 30 分钟开水冲服。一次 15g，一日 2 次；10 周为一疗程。

【不良反应】 个别患者偶见腹胀、恶心、胃部不适。

【注意事项】

1．孕妇慎用。

2．服药期间宜食清淡易消化食物。

【规格】 每袋装 15g。

【贮藏】 密封，防潮。

【药理毒理】 养阴清胃颗粒有促进胃肠运动和抑制胃液分泌的作用。

·**对胃肠运动的影响** 养阴清胃颗粒可促进胃排空，提高小肠的推进运动[1]。

·**对胃分泌的影响** 养阴清胃颗粒可显著降低大鼠胃液量、胃液总酸度以及总酸排出量，并能降低胃蛋白酶的活性[1]。

【参考文献】

[1] 程嘉艺，侯桂英，张予阳，等.养阴清胃颗拉剂对胃功能的影响.中成药，1997，19（8）：33–35.

养胃颗粒（片）

【处方】 黄芪（炙）、党参、陈皮、香附、白芍、山药、乌梅、甘草。

【功能与主治】 养胃健脾，理气和中。用于脾虚气滞所致的胃痛，症见胃脘不舒、胀满疼痛、嗳气食少；慢性萎缩性胃炎见上述证候者。

【用法与用量】

颗粒剂：开水冲服。一次 1 袋，一日 3 次。

片剂：口服。一次 4 ~ 8 片，一日 2 次。

【注意事项】

1．注意饮食规律，忌生冷、油腻、不易消化及刺激性食物。

2．戒烟酒。

【规格】

颗粒剂：每袋装 5g（无糖型）。

片剂：每片重 0.6g。

【贮藏】 密封。

阴虚胃痛颗粒（胶囊、片）

【处方】 北沙参、麦冬、石斛、川楝子、玉竹、白芍、甘草。

【功能与主治】 养阴益胃，缓急止痛。用于胃阴不足所致的胃脘隐隐灼痛、口干舌燥、纳呆干呕；慢性胃炎、消化性溃疡见上述证候者。

【用法与用量】

颗粒剂：开水冲服。一次 10g，一日 3 次。

胶囊：口服。一次 4 粒，一日 3 次。

片剂：口服。一次 6 片，一日 3 次，或遵医嘱。

【注意事项】

1．饮食宜清淡，忌酒及辛辣、生冷、油腻食物。

2．忌愤怒、忧郁，保持心情舒畅。

3．虚寒胃痛者不适用。

【规格】

颗粒剂：每袋装 10g。

胶囊：每粒装 0.38g。

片剂：每片重 0.25g。

【贮藏】密封。

（五）脾胃虚寒证常用中成药品种

温胃舒胶囊（颗粒、片）

【处方】党参、附子（制）、黄芪（炙）、肉桂、山药、肉苁蓉（制）、白术（炒）、山楂（炒）、乌梅、砂仁、陈皮、补骨脂。

【功能与主治】温中养胃，行气止痛。用于中焦虚寒所致的胃痛，症见胃脘冷痛、腹胀嗳气、纳差食少、畏寒；慢性萎缩性胃炎、慢性浅表性胃炎见上述证候者。

【用法与用量】

胶囊：口服。一次 3 粒，一日 2 次。

颗粒剂：开水冲服。一次 1 ~ 2 袋，一日 2 次。

片剂：口服。一次 3 片，一日 2 次。

【禁忌】

1．孕妇忌用。

2．胃大出血时忌用。

【注意事项】胃脘灼热痛证、重度胃痛应在医师指导下服用。

【规格】

胶囊：每粒装 0.4g。

颗粒剂：每袋装 10g。

片剂：每片重 0.4g。

【贮藏】密封。

【药理毒理】温胃舒胶囊有较好的保护胃黏膜，促进胃液和胃蛋白酶分泌的作用。

温胃舒胶囊对 1.5％脱氧胆酸钠及 60％乙醇乙酸诱发的慢性胃黏膜损伤模型有较好的保护作用，其机理与减少一氧化氮（NO）含量及提高超氧化物歧化酶（SOD）活性、提高胃黏膜前列腺素 E2（PGE2）的含量有关[1]。

【临床报道】30 例慢性萎缩性胃炎患者给予温胃舒胶囊治疗，每次 3 粒，每日 2 次，疗程 2 个月。结果临床治愈 2 例，显效 12 例，有效 13 例，总有效率 90%。病理疗效治愈 6 例，显效 13 例，有效 7 例，无效 4 例，总有效率 86.6%[2]。

【参考文献】

[1] 张良，袁冬平，方泰惠，等．温胃舒胶囊对大鼠实验性慢性胃炎模型治疗作用机制研究．现代中药研究与实践，2008，22（5）：29-34.

[2] 王军荣，王俊．温胃舒胶囊治疗慢性萎缩性胃炎 30 例．江苏药学与临床研究，2001，9（2）：32-33.

仲景胃灵丸

【处方】 肉桂、延胡索、牡蛎、小茴香、砂仁、高良姜、白芍、炙甘草。

【功能与主治】 温中散寒，健胃止痛。用于脾胃虚弱，食欲不振，寒凝胃痛，脘腹胀满，呕吐酸水或清水。

【用法与用量】 口服。一次1.2g，一日3次；儿童酌减。

【禁忌】 孕妇禁用。

【注意事项】

1．忌食生冷、油腻、不易消化食物。

2．不适用于脾胃阴虚证，主要表现为口干、舌少津、大便干。

3．不适用于肝肾阴虚证，主要表现为口干、急躁易怒、头晕、血压高。

【规格】 每袋装1.2g。

【贮藏】 密封。

虚寒胃痛颗粒（胶囊）

【处方】 黄芪（炙）、党参、桂枝、白芍、高良姜、干姜、甘草（炙）、大枣。

【功能与主治】 益气健脾，温胃止痛。用于脾胃虚寒所致的胃脘隐痛、喜温喜按、遇冷或空腹痛重；慢性萎缩性胃炎、十二指肠球部溃疡见上述证候者。

【用法与用量】

颗粒剂：口服。一次5g，一日3次。

胶囊：口服。一次4粒，一日3次。

【注意事项】

1．忌食生冷、油腻、不易消化食物。

2．不适用于脾胃阴虚证，主要表现为口干、舌红少津、大便干。

【规格】

颗粒剂：每袋装5g。

胶囊：每粒装0.4g。

【贮藏】密封。

丹桂香颗粒

【处方】炙黄芪、桂枝、吴茱萸、肉桂、细辛、桃仁、红花、当归、川芎、赤芍、丹参、牡丹皮、延胡索、片姜黄、三棱、莪术、水蛭、木香、枳壳、乌药、黄连、地黄、炙甘草。

【功能与主治】益气温胃，散寒行气，活血止痛。用于脾胃虚寒、气滞血瘀所致的胃脘痞满疼痛、食少纳差、嘈杂嗳气、腹胀；慢性萎缩性胃炎见上述证候者。

【用法与用量】饭前半小时服用。一次20g，一日3次。

【不良反应】偶见胃脘不适，一般可自行缓解。

【禁忌】妊娠、月经过多者禁用。

【注意事项】

1．忌食生冷、油腻、不易消化食物。

2．有自发出血倾向者，有中医热证或阴虚火旺证者慎用。

【规格】每袋装20g。

【贮藏】密封。

香砂养胃丸（颗粒）

【处方】 木香、砂仁、白术、陈皮、茯苓、半夏（制）、醋香附、枳实（炒）、豆蔻（去壳）、姜厚朴、广藿香、甘草。

【功能与主治】 温中和胃。用于胃阳不足、湿阻气滞所致的胃痛、痞满，症见胃痛隐隐、脘闷不舒、呕吐酸水、嘈杂不适、不思饮食、四肢倦怠。

【用法与用量】

丸剂：口服。规格（1）浓缩丸，一次 8 丸，一日 3 次；规格（2）水丸，一次 9g，一日 2 次。

颗粒剂：开水冲服。一次 5g，一日 2 次。

【注意事项】

1．孕妇慎用。

2．忌食生冷、油腻、不易消化食物。

3．胃阴虚及湿热中阻所致胃痛、胃胀不宜用。

【规格】

丸剂：（1）每 8 丸相当于原药材 3g，（2）每袋装 9g。

颗粒剂：每袋装 5g。

【贮藏】 密封。

香砂养胃片

【处方】 木香、麦芽、茯苓、甘草、陈皮、砂仁、豆蔻、白术、苍术、香附、厚朴、党参、神曲、半夏曲、广藿香油。

【功能与主治】 健胃消食，行气止痛。用于胃肠衰弱、消化不良、胸膈满闷、腹痛呕吐、肠鸣泄泻。

【用法与用量】口服。一次 4 ~ 8 片，一日 2 次。

【规格】每片重 0.6g。

理中丸

【处方】党参、土白术、炙甘草、炮姜。

【功能与主治】温中散寒，健胃。用于脾胃虚寒所致的呕吐泄泻，胸满腹痛，消化不良。

【用法与用量】口服。规格（1）大蜜丸，一次 1 丸，一日 2 次；小儿酌减。规格（2）浓缩丸，一次 8 丸，一日 3 次。

【注意事项】

1．忌食生冷、油腻及不易消化的食物。

2．湿热中阻者及阴虚火旺者慎用。

3．孕妇慎用。

4．感冒发热者慎用。

【规格】（1）每丸重 9g，（2）每 8 丸相当于原药材 3g。

【贮藏】密封。

安中片

【处方】桂枝、延胡索（醋制）、牡蛎（煅）、小茴香、砂仁、高良姜、甘草。

【功能与主治】温中散寒，理气止痛，和胃止呕。用于阳虚胃寒所致的胃痛，症见胃痛绵绵、畏寒喜暖、泛吐清水、神疲肢冷；慢性胃炎、胃及十二指肠溃疡见上述证候者。

【用法与用量】口服。一次 2 ~ 3 片，儿童一次 1 ~ 1.5 片，一日 3 次。

【禁忌】急性胃炎、出血性溃疡禁用。

【注意事项】

1．饮食宜清淡，忌酒及辛辣、生冷、油腻食物。

2．阴虚胃痛者不适用。

【规格】薄膜衣片，每片重 0.52g。

【贮藏】密封。

（六）正虚血瘀证常用中成药品种

摩罗丹

【处方】百合、麦冬、石斛、茯苓、白术（麸炒）、乌药、白芍、三七、延胡索（醋炙）、鸡内金（炒香）、玄参、当归等18 味。

【功能与主治】和胃降逆，健脾消胀，通络定痛。用于慢性萎缩性胃炎及胃痛、胀满、痞闷、纳呆、嗳气、烧心等症。

【用法与用量】口服，饭前用米汤或温开水送下。大蜜丸：一次 1～2 丸，一日 3 次；小蜜丸：一次 55～110 粒，一日 3 次；浓缩丸：一次 8～12 粒，一日 3 次。

【注意事项】

1．饮食宜清淡，忌烟、酒及辛辣、生冷、油腻食物。

2．忌情绪激动及生闷气。

3．有高血压、心脏病、肝病、糖尿病、肾病等慢性病严重者应在医师指导下服用。

4．儿童、哺乳期妇女、年老体弱者应在医师指导下服用。

【规格】大蜜丸，每丸重 9g。小蜜丸，每 55 粒重 9g。浓缩丸，每瓶 72 粒。

【贮藏】 密闭。

【药理毒理】 摩罗丹可选择性改善胃分泌功能。

·**对胃分泌的影响**　摩罗丹口服液及丸剂均能显著提高正常大鼠胃蛋白酶活性（与对照组比较 $P < 0.05$），而对正常大鼠胃液及胃酸影响甚小[1]。

·**保护胃黏膜**　摩罗丹可保护胃黏膜，减轻实验性胃炎的程度及促进溃疡的愈合[1, 2]。

【临床报道】 前瞻性随机对照临床试验表明[3]，摩罗丹治疗慢性萎缩性胃炎安全而有效。48 例慢性萎缩性胃炎受试者，随机分为摩罗丹浓缩组（简称试验组 n=24）和摩罗丹蜜丸组（简称对照组 n=24），疗程 3 个月。结果：试验组与对照组疗效比较，胃脘胀满愈显率分别为 40.9%vs27.3%，总有效率分别为 72.7%vs68.2%（P 均 > 0.05），胃脘痛愈显率分别为 54.5%vs40.9%，总有效率分别为 72.7%vs72.7%（P 均 > 0.05）；中医证候疗效比较，两组愈显率分别为 9.1%vs0，总有效率分别为 86.4%vs81.8%（P 均 > 0.05）。胃镜复查有效率为 31.8%vs18.2%（P 均 > 0.05），病理复查炎症、萎缩、肠化的有效率分别为 36.4%vs36.4%；54.6%vs63.6%；18.2%vs27.3%（P 均 > 0.05）。两组之间均无不良反应发生。

也有观察了摩罗丹对不典型增生的效果[4]，治疗组轻度不典型增生的 21 例中，无变化 4 例（19.0%），无增生 17 例（81.0%），逆转率 81.0%；中度不典型增生的 12 例中无变化 3 例（25.0%），逆转为轻度 4 例（33.3%），无增生 5 例（41.7%），逆转率 75.0%；重度不典型增生的 7 例中，无变化 5 例（71.4%），逆转为中度 2 例（28.6%），逆转率 28.6%；总有效率为 70.0%。

【参考文献】

[1] 靳珠华，康毅，焦建杰，等.摩罗丹口服液对实验性慢性胃炎大鼠胃分泌功能的影响.天津医药，1990，（3）：179-180.

[2] 黄恩强，张才丽.摩罗丹口服液对大鼠实验性慢性胃溃疡作用的实验研究.天津医药，1991，（8）：484-485.

[3] 玉珍，王刚，陈光远，等.摩罗丹浓缩丸治疗慢性萎缩性胃炎（胃阴不足兼胃络瘀血证）的前瞻性随机对照临床试验.华西医学，2007，22（2）：287-289.

[4] 冯瑞兵.摩罗丹蜜丸对慢性萎缩性胃炎胃黏膜不典型增生的逆转作用.临床误诊误治，2011，24（9）：12-14.

胃复春片（胶囊）

【处方】 红参、香茶菜、枳壳（炒）。

【功能与主治】 健脾益气，活血解毒。用于治疗胃癌癌前期病变及胃癌手术后辅助治疗。

【用法与用量】

片剂：口服。一次4片，一日3次。

胶囊：口服。一次4粒，一日3次。

【注意事项】 尚不明确。

【规格】

片剂：每片重0.359g。

胶囊：每粒装0.35g。

【贮藏】 阴凉，干燥储藏。

【药理毒理】 胃复春片有一定的体外抗幽门螺杆菌作用，其 MIC_{50} 为0.32mg/ml，MIC_{90} 为2.56mg/ml[1]。

【临床报道】112 例慢性萎缩性胃炎患者用胃复春片治疗[2]，每次 4 片，每日 3 次，饭前 0.5h 服。如萎缩性胃炎伴轻度肠化者，连服半年为 1 疗程；中重度肠化者，连服 1 年为 1 疗程，无特殊情况，1 年后复查胃镜，并行病理切片检查。治疗 1 个疗程后，治愈 23 例，占 20.54%；好转 58 例，占 51.79%；无效 31 例，占 27.68%，总有效率 72.32%。其中轻度肠化治愈 14 例，占 29.79%；好转 24 例，占 51.06%；无效 9 例，占 19.15%；中度肠化治愈 5 例，占 14.29%；好转 20 例，占 57.14%；无效 10 例，占 28.57%；重度肠化治愈 4 例，占 13.33%；好转 14 例，占 46.67%；无效 12 例，占 40.00%。

其他研究提示，胃复春片对萎缩性胃炎、肠上皮化生、不典型增生均有一定疗效[3-7]。

【参考文献】

[1] 陈岩，王杭勇，严杰. 胃复春片对幽门螺杆菌抑制作用的实验研究. 浙江临床医学，2008，10（7）：907-908.

[2] 周建莉. 胃复春片治疗慢性萎缩性胃炎 112 例. 实用中医药杂志，2004，20（6）：316.

[3] 上海市中医药学会脾胃病专业委员会. 胃复春片治疗慢性萎缩性胃炎 131 例疗效观察. 上海中医药杂志，1998，（1）：31.

[4] 雷永其. 胃复春片治疗慢性萎缩性胃炎 152 例. 甘肃中医，2010，23（8）：39-40.

[5] 王卫和. 胃复春片治疗慢性萎缩性胃炎的对比观察. 北京医学，2000，22（1）：19.

[6] 徐维维，王闽全. 胃复春片治疗慢性萎缩性胃炎疗效观察. 浙江中西医结合杂志，2003，13（8）：505-506.

[7] 周国标. 胃复春片治疗慢性萎缩性胃炎 100 例报道. 浙江临床医学，2006，8（9）：976.

健胃消炎颗粒

【处方】 党参、茯苓、白术（麸炒）、白芍、丹参、赤芍、白及、大黄、木香、川楝子、乌梅、青黛。

【功能与主治】 健脾和胃，理气活血。用于脾胃不和所致的上腹疼痛、痞满、纳差；慢性胃炎见上述证候者。

【用法与用量】 饭前开水冲服。一次 20g，一日 3 次。

【禁忌】 孕妇禁用。

【注意事项】

1．忌食生冷、油腻、不易消化食物。

2．不适用于脾胃阴虚证，主要表现为口干、舌红少津、大便干。

【规格】 每袋重 10g。

【贮藏】 阴凉，干燥储藏。

附二

治疗慢性胃炎的常用中成药简表

适宜证型	药物名称	功能	主治病证	用法用量	备注
肝气犯胃证	气滞胃痛颗粒（片）	舒肝理气，和胃止痛。	用于肝郁气滞，胸痞胀满，胃脘疼痛。	颗粒剂：开水冲服。一次5g，一日3次。片剂：口服。薄膜衣片，一次3片，一日3次；糖衣片，一次6片，一日3次。	颗粒剂：基药，医保片剂：基药，医保
	胃苏颗粒	理气消胀，和胃止痛。	主治气滞型胃脘痛，症见胃脘胀痛，窜及两胁，得嗳气或矢气则舒，情绪郁怒则发作加重；胸闷食少，排便不畅，舌苔薄白，脉弦等；用于慢性胃炎及消化性溃疡见上述证候者。	口服。一次1袋，一日3次。15天为一个疗程，可服1～3个疗程或遵医嘱。	基药，医保
	舒肝和胃丸	舒肝解郁，和胃止痛。	用于肝胃不和所致两胁胀满、胃脘疼痛、食欲不振、呃逆呕吐、大便失调。	口服。水蜜丸一次9g，大蜜丸一次2丸，一日2次。	药典
	舒肝健胃丸	疏肝开郁，导滞和中。	用于肝胃不和引起的胃脘胀痛、胸胁满闷、呕吐吞酸、腹胀便秘。	口服。一次3～6g，一日3次。	医保
	快胃片	制酸和胃，收敛止痛。	用于肝胃不和所致的胃脘疼痛、呕吐反酸、纳食减少；浅表性胃炎、胃及十二指肠溃疡见上述证候者。	口服。一次6片，10～15岁一次4片；一日3次，饭前1～2小时服。	医保

适宜证型	药物名称	功能	主治病证	用法用量	备注
肝气犯胃证	健胃愈疡颗粒（片、胶囊）	疏肝健脾，解痉止痛，生肌止血。	用于肝郁脾虚、肝胃不和所致的胃脘胀痛、嗳气吐酸、烦躁不适、腹胀、便溏。该药主要用于消化性溃疡活动期见上述证候者，亦可用于慢性胃炎见上述证候者。	颗粒剂：温开水冲服。一次 3g，一日 3 次。片剂：口服。一次 4-5 片，一日 4 次。胶囊：口服。一次 4 粒，一日 3 次。	颗粒剂：医保片剂：医保胶囊：医保
肝胃郁热证	三九胃泰颗粒（胶囊）	清热燥湿，行气活血，柔肝止痛。	用于湿热内蕴、气滞血瘀所致的胃痛，症见脘腹隐痛、饱胀反酸、恶心呕吐、嘈杂纳减；浅表性胃炎、糜烂性胃炎、萎缩性胃炎见上述证候者。	颗粒剂：开水冲服。一次 1 袋，一日 2 次。胶囊：口服。一次 2～4 粒，一日 2 次。	颗粒剂：基药，医保胶囊：药典，基药，医保
	胃力康颗粒	行气活血、泄热和胃。	用于胃脘痛气滞血瘀兼肝胃郁热证，症见胃脘疼痛、胀闷、灼热、嗳气、泛酸、烦躁易怒、口干口苦等。	口服。一次 10g，一日 3 次，6 周为一疗程，或遵医嘱。	医保
	胃逆康胶囊	疏肝泄热，和胃降逆，制酸止痛。	用于肝胃郁热证引起的胸脘胁痛、嗳气呃逆、吐酸嘈杂、脘胀纳呆、口干口苦、舌红苔黄。	饭前口服。一次 4 粒，一日 3 次，一个月为一疗程或遵医嘱。	药典
	左金丸（胶囊、片）	泻火疏肝，和胃止痛。	用于肝火犯胃所致脘胁疼痛、口苦嘈杂、呕吐酸水、不喜热饮。	丸剂：口服。一次 3～6g，一日 2 次。胶囊：口服。一次 2～4 粒，一日 2 次，饭后服用。片剂：口服。一次 8 片，一日 2 次。	丸剂：医保胶囊：医保片剂：医保

适宜证型	药物名称	功能	主治病证	用法用量	备注
肝胃郁热证	加味左金丸	平肝降逆，疏郁止痛。	用于肝郁化火、肝胃不和引起的胸脘痞闷、急躁易怒、嗳气吞酸、胃痛少食。	口服。一次6g，一日2次。	药典，基药，医保
	赛胃安胶囊	止血，消炎，收敛，促进肉芽新生，使溃疡面愈合。	用于胃、十二指肠溃疡，急、慢性胃炎，食管炎，口腔炎。	口服。一次3粒，一日3次，饭前半小时用开水送服。	
瘀血停胃证	复方田七胃痛胶囊	制酸止痛，理气化瘀，温中健脾，收敛止血。	用于胃酸过多，胃脘痛，胃溃疡，十二指肠球部溃疡及慢性胃炎。	口服。一次3~4粒，一日3次。维持用量：症状消失后，继续用药15天，一次2粒，一日2次。	医保
	胃康胶囊	行气健胃，化瘀止血，制酸止痛。	用于气滞血瘀所致的胃脘疼痛、痛处固定、吞酸嘈杂，或见吐血、黑便；慢性胃炎、胃及十二指肠溃疡、上消化道出血见上述证候者。	口服。一次2~4粒，一日3次。	药典，医保
	胃康灵丸（胶囊、片、颗粒）	柔肝和胃，散瘀止痛，缓急止痛，去腐生新。	用于肝胃不和、瘀血阻络所致的胃脘疼痛、连及两胁、嗳气、泛酸；急慢性胃炎、胃及十二指肠溃疡见上述证候者。	丸剂：一次8丸，一日3次，饭后服用。胶囊：口服。一次4粒，一日3次。片剂：一次4片，一日3次，饭后服用。颗粒剂：开水冲服。一次1袋，一日3次，饭后服用。	丸剂：医保胶囊：药典，医保片剂：医保颗粒剂：医保

适宜证型	药物名称	功能	主治病证	用法用量	备注
瘀血停胃证	复方胃痛胶囊	行气活血，散寒止痛。	用于寒凝气滞血瘀所致的胃脘刺痛、嗳气吞酸、食欲不振；浅表性胃炎以及胃、十二指肠溃疡见上述证候者。	饭后服用。一次2~3粒，一日2次。	医保
	元胡止痛片（颗粒、胶囊、滴丸）	理气，活血，止痛。	用于气滞血瘀的胃痛、胁痛、头痛及痛经。	片剂：口服。规格（1）、（2）一次4~6片，一日3次，或遵医嘱。颗粒剂：开水冲服。一次1袋，一日3次；或遵医嘱。胶囊：口服。规格（1）一次4~6粒，规格（2）一次2~3粒，一日3次，或遵医嘱。滴丸：口服。一次20~30丸，一日3次，或遵医嘱。	胶囊：基药，医保片剂：基药，医保颗粒剂：基药，医保滴丸：基药，医保
	荜铃胃痛颗粒	行气活血，和胃止痛。	用于气滞血瘀引起的胃脘痛，慢性胃炎见有上述证候者。	开水冲服。一次5g，一日3次。	药典，医保
胃阴亏虚证	养胃舒胶囊（颗粒）	滋阴养胃。	用于慢性胃炎，胃脘灼热，隐隐作痛。	胶囊：口服。一次3粒，一日2次。颗粒剂：开水冲服。一次5~10g，一日2次。	胶囊：医保颗粒剂：医保
	胃安胶囊	养阴益胃，行气止痛。	用于胃脘嘈杂、上腹隐痛、咽干口燥。	饭后2小时服用。一次3粒，一日2次。	
	养阴清胃颗粒	养阴清胃，健脾和中。	用于慢性胃炎属郁热蕴胃伤及气阴证，症见胃脘痞满或疼痛、胃中灼热、恶心呕吐、泛酸呕苦、口臭不爽、便干等。	饭前30分钟开水冲服。一次15g，一日2次；10周为一疗程。	药典

续表

适宜证型	药物名称	功能	主治病证	用法用量	备注
胃阴亏虚证	养胃颗粒（片）	养胃健脾，理气和中。	用于脾虚气滞所致的胃痛，症见胃脘不舒、胀满疼痛、嗳气食少；慢性萎缩性胃炎见上述证候者。	颗粒剂：开水冲服。一次1袋，一日3次。片剂：口服。一次4～8片，一日2次。	颗粒剂：药典，医保片剂：医保
	阴虚胃痛颗粒（胶囊、片）	养阴益胃，缓急止痛。	用于胃阴不足所致的胃脘隐隐灼痛、口干舌燥、纳呆干呕；慢性胃炎、消化性溃疡见上述症状者。	颗粒剂：开水冲服。一次10g，一日3次。胶囊：口服。一次4粒，一日3次。片剂：口服。每次6片，日3次，或遵医嘱。	颗粒剂：药典，医保胶囊：医保片剂：医保
脾胃虚寒证	温胃舒胶囊（颗粒、片）	温中养胃，行气止痛。	用于中焦虚寒所致的胃痛，症见胃脘冷痛、腹胀嗳气、纳差食少、畏寒；慢性萎缩性胃炎、慢性浅表性胃炎见上述证候者。	胶囊：口服。一次3粒，一日2次。颗粒剂：开水冲服。一次1～2袋，一日2次。片剂：口服。一次3片，一日2次。	胶囊：药典，医保颗粒剂：医保片剂：医保
	仲景胃灵丸	温中散寒，健脾止痛。	用于脾胃虚弱，食欲不振，寒凝胃痛，脘腹胀满，呕吐酸水或清水。	口服。一次1.2g，一日3次；儿童酌减。	药典
	虚寒胃痛颗粒（胶囊）	益气健脾，温胃止痛。	用于脾胃虚寒所致的胃脘隐痛、喜温喜按、遇冷或空腹痛重；慢性萎缩性胃炎、十二指肠球部溃疡见上述证候者。	颗粒剂：口服。一次5g，一日3次。胶囊：口服。一次4粒，一日3次。	颗粒剂：医保胶囊：医保
	丹桂香颗粒	益气温胃，散寒行气，活血止痛。	用于脾胃虚寒、气滞血瘀所致的胃脘痞满疼痛、食少纳差、嘈杂嗳气、腹胀；慢性萎缩性胃炎见上述证候者。	口服。一次20g，一日3次，饭前半小时服用。	药典

适宜证型	药物名称	功能	主治病证	用法用量	备注
脾胃虚寒证	香砂养胃丸（颗粒）	温中和胃。	用于胃阳不足、湿阻气滞所致的胃痛、痞满，症见胃痛隐隐、脘闷不舒、呕吐酸水、嘈杂不适、不思饮食、四肢倦怠。	丸剂：浓缩丸：口服。一次8丸，一日3次。水丸：一次9g，一日2次。颗粒剂：开水冲服。一次5g，一日2次。	丸剂：基药，医保 颗粒剂：基药，医保
	香砂养胃片	健胃消食，行气止痛。	用于胃肠衰弱、消化不良、胸膈满闷、腹痛呕吐、肠鸣泄泻。	口服。一次4~8片，一日2次。	
	理中丸	温中散寒，健胃。	用于脾胃虚寒呕吐泄泻，胸满腹痛，消化不良。	丸剂：口服。大蜜丸一次1丸，一日2次；浓缩丸一次8丸，一日3次。	丸剂：药典，基药，医保
	安中片	温中散寒，理气止痛，和胃止呕。	用于阳虚胃寒所致的胃痛，症见胃痛绵绵、畏寒喜暖、泛吐清水、神疲肢冷；慢性胃炎、胃及十二指肠溃疡见上述证候者。	口服。一次2~3片，儿童一次1~1.5片；一日3次。	药典
正虚血瘀证	摩罗丹	和胃降逆，健脾消胀，通络定痛。	用于慢性萎缩性胃炎及胃疼，胀满，痞闷，纳呆，嗳气，烧心等症。	口服，饭前用米汤或温开水送下。大蜜丸：一次1~2丸，一日3次；小蜜丸：一次55~110粒，一日3次；浓缩丸：一次8~12粒，一日3次。	医保

续表

适宜证型	药物名称	功能	主治病证	用法用量	备注
正虚血瘀证	胃复春片（胶囊）	健脾益气、活血解毒。	用于治疗胃癌癌前期病变及胃癌手术后辅助治疗，慢性萎缩性胃炎、其它消化系统肿瘤的辅助治疗。	片剂：口服。一次4片，一日3次。 胶囊：口服。一次4粒，一日3次。	片剂：医保 胶囊：医保
	健胃消炎颗粒	健胃和胃，理气活血。	用于脾胃不和所致的上腹疼痛、痞满、纳差；慢性胃炎见上述证候者。	饭前开水冲服。一次20g，一日3次。	医保

45

腹泻型肠易激综合征

肠易激综合征（irritable bowel syndrome，IBS）是以腹痛、腹部不适为主要症状，排便后可改善，常伴有排便习惯或大便性状改变为特征，症状持续或间歇发作，但又缺乏可以解释的形态学和生化学异常的功能性胃肠疾病。IBS是一种世界范围内的多发病，在亚州国家患病率为2.9%～15.6%，和西方国家相似，影响多达20%的成年人，本病可发生于任何年龄，以青壮年居多，女性发病率高于男性。IBS是多因素引起的疾病，其病因和发病机制尚未完全阐明，其病理生理学基础主要包括胃肠动力障碍、内脏感觉异常、精神心理因素、消化道激素及全肠道感染、小肠细菌过度生长或小肠细菌移位等。

依据罗马III标准，IBS可分为以下几个亚型：腹泻型、便秘型、混合型和不定型，我国以腹泻为主型较多见，起病缓慢，间歇性发作，不具有特异性，症状的出现或加重常与精神因素或应激状态有关，白天明显，夜间睡眠后减轻，腹痛性质多样、程度各异，多见于左下腹部，进餐后出现，排便后缓解，可伴腹胀、烧心、早饱等上消化道症状，也可伴其他系统症状。

IBS诊断多依赖于临床症状，1年内累计3个月（不一定是连续出现）以上的腹部不适和（或）腹痛，伴有以下3项中的2项：腹痛于排便后缓解；排便频率增加2次/d以上；大便稀不成形或为水样便。且血、尿、粪常规，粪便细菌培养；血生化检查，包括肝肾功能、血糖、血沉；结肠镜或钡剂灌肠X线检查，腹部超声检查，排除器质性肠病和其他疾病。

治疗原则是在建立良好医患关系基础上，根据主要症状类型进行对症治疗和根据症状严重程度进行分级治疗，注意治疗措施的个体化和综合运用，包括饮食、中西药物及心理行为治疗。现代医学临床常根据病情酌情采用解痉剂、止泻剂、导泻剂、肠道动力感觉调节剂、微生态制剂及抗菌药物等治疗。

腹泻型 IBS 在中医学中没有直接对应的病名，根据本病的腹痛、腹泻、黏液便等症状特点，可参考中医学的"泄泻"、"腹痛"、"下利"等进行辨治。

一、中医病因病机分析及常见证型

中医学认为腹泻型 IBS 发生多由禀赋不足、素体脾胃虚弱或劳倦忧思、久病伤脾；外感湿热之邪、饮食不节、嗜食肥甘厚味、饮酒无度，水湿不行，痰湿内阻，损伤脾胃；情志不遂，肝气郁结，肝失条达，久则横逆犯脾；日久失治，脾肾阳虚、虚寒内生、温化无权等所致。病程较长，常寒热夹杂，虚实并见，病位在肠，涉及肝、脾、心、肾等。

根据发病原因与病变程度、范围的不同，腹泻型 IBS 可分为脾虚湿阻证、脾胃湿热证、肝郁脾虚证、脾肾阳虚证等四型。

二、辨证选择中成药

1. 脾虚湿阻证

【临床表现】大便时溏时泻，腹痛隐隐，劳累或受凉后发作或加重，神疲纳呆，四肢倦怠，舌淡，边有齿痕，苔白腻，脉虚弱。

【辨证要点】大便溏泻，脘腹隐痛，神疲肢倦，舌淡，边有齿痕，苔白腻，脉虚弱。

【病机简析】脾主运化，以升为健，胃主受纳，以降为和，劳倦过度或久病缠绵等损伤脾胃，脾胃虚弱不能受纳水谷和运化精微，脾不升清，胃不降浊，清浊不分，水湿下注于肠腑，则大便时溏时泻；脾不化湿，湿自内生，湿浊内阻，气机不畅，故脘腹隐痛；脾虚气血生化乏源，无以濡养四肢百骸，故神疲乏力、四肢倦怠；脾虚胃弱，胃失受纳，故纳呆。

【治法】 益气健脾，化湿消滞。

【辨证选药】 可选用参苓白术散（丸、颗粒）、四君子丸（颗粒、合剂）、人参健脾丸（片）、健脾丸、健脾理肠片、温脾固肠散、补中益气丸（颗粒）、补脾益肠丸、资生丸、健脾资生丸、补益资生丸。

此类中成药的组方常以人参、党参、白术、黄芪、白扁豆、山药等补益脾气；配伍茯苓、薏苡仁健脾渗湿；陈皮、木香等理气化湿，调畅中焦气机，从而起到健脾益气、化湿消滞之效。

2. 脾胃湿热证

【临床表现】 腹痛泻泄，泄下急迫或不爽，肛门灼热，胸闷不舒，烦渴引饮，口干口苦，舌红，苔黄腻，脉滑数。

【辨证要点】 腹痛泄泻，泄下急迫或不爽，舌红，苔黄腻，脉滑数。

【病机简析】 脾喜燥而恶湿，湿邪易困遏脾土，导致脾失健运，水谷混杂而下，湿热下注，阻碍气机，大肠传导失司，则腹痛泄泻，泄下急迫或不爽；湿热阻滞中焦，纳运失健，升降失常，气机阻滞，则胸闷不舒；湿热蕴结脾胃，津不上乘，则烦渴引饮；湿热熏蒸肝胆，疏泄失权，上蒸于口，口干口苦。

【治法】 清热利湿。

【辨证选药】 可选用葛根芩连片（丸、微丸、颗粒、胶囊、口服液）、复方黄连素片、枫蓼肠胃康颗粒（胶囊、片）、肠康胶囊、香连丸（胶囊、片）、六味香连胶囊、香连化滞丸（片）。

此类中成药的组方多用黄芩、黄连等苦寒燥湿之品，清利中焦湿热；葛根生津止渴、升阳止泻；配伍木香、陈皮、厚朴等行气导滞之品以除后重；白芍、炙甘草等缓急止痛，从而达到清利湿热以止泻的作用。

3. 肝郁脾虚证

【临床表现】腹痛即泻，泻后痛减，发作常和情绪有关，急躁易怒，善叹息，两胁胀满，纳少泛恶，舌淡胖有齿痕，脉弦细。

【辨证要点】腹痛即泻，泻后痛减，舌淡胖有齿痕，脉弦细。

【病机简析】肝为将军之官，主疏泄，若肝失疏泄，肝气郁结，横逆犯脾，脾胃运化失职，升降失调，水谷混杂而下，则小肠清浊不分、大肠传导失司，故腹痛即泻；便后气机得以条畅，则泻后痛减。肝气郁滞，情志不畅，则精神抑郁；气郁化火，肝失柔顺之性，则急躁易怒。

【治法】抑肝扶脾。

【辨证选药】可选用固肠止泻丸（胶囊）、逍遥丸（颗粒、合剂）、四逆散、痛泻宁颗粒。

此类中成药的组方常以白术补脾燥湿以治土虚，配伍白芍柔肝缓急、柴胡、枳壳、木香疏肝理气、消积化滞，于土中泻木，抑木扶土，从而达到抑肝扶脾的功效。

4. 脾肾阳虚证

【临床表现】晨起腹痛即泻，腹部冷痛，得温痛减，形寒肢冷，腰膝酸软，不思饮食，舌淡胖，苔白滑，脉沉细。

【辨证要点】晨起腹痛即泻，腹部冷痛，得温痛减，舌淡胖，苔白滑，脉沉细。

【病机简析】 "肾为胃之关，司二便"，寅卯之交，阴气极盛，阳气未复，命门火衰，阴寒凝滞，则黎明前腹痛即泻，称为"五更泻"。脾肾阳虚，阴寒内盛，气机凝滞，不通则痛，故可见腹部冷痛，得温则减；阳虚不能温煦全身，则形寒肢冷；肾阳亏虚，腰膝失于温养，故腰膝酸软；命门火衰，火不暖土，可致脾失健运，中阳衰微，则饮食难化，不思饮食。

【治法】 温补脾肾。

【辨证选药】 可选用固本益肠片、四神丸（片）、肉蔻四神丸、附子理中丸（片、口服液）、理中丸（片）。

此类中成药的组方常以补骨脂补相火以通君火，火旺乃能生土，奏"补肾仍是补脾"之功；肉豆蔻温脾暖胃，涩肠止泻；吴茱萸温暖肝脾肾以散阴寒，同时辛热性燥亦可除湿以燥脾，从而达到温补脾肾的功效。

三、用药注意

临床选药必须以辨证论治的思想为指导，针对不同证型，选择与其相对证的药物，才能收到较为满意的疗效。患者如正在使用其他药品，使用本品前请咨询医师或药师。忌不易消化食物，感冒发热患者不宜服用。对药品过敏者禁用，过敏体质者慎用。药品贮藏宜得当，存于阴凉干燥处，药品性状发生改变时禁止服用。药品必需妥善保管，放在儿童不能接触的地方，以防发生意外。儿童若需用药，务请咨询医师，并必须在成人的监护下使用。孕妇、哺乳期妇女应在医师指导下服用。对于具体药品的饮食禁忌、配伍禁忌、妊娠禁忌、证候禁忌、病证禁忌、特殊体质禁忌、特殊人群禁忌等，各药品具体内容中均有详细介绍，用药前务必仔细阅读。

附一

常用治疗腹泻型肠易激综合征的中成药药品介绍

（一）脾虚湿阻证常用中成药品种

参苓白术散（丸、颗粒）

【处方】人参、茯苓、白术（炒）、山药、白扁豆（炒）、莲子、薏苡仁（炒）、砂仁、桔梗、甘草。

【功能与主治】补脾胃，益肺气。用于脾胃虚弱，食少便溏，气短咳嗽，肢倦乏力。

【用法与用量】

散剂：口服。规格（1）、（2）、（3）一次6～9g，一日2～3次。

丸剂：口服。一次6g，一日3次。

颗粒剂：口服。一次6g，一日3次。

【注意事项】

1．泄泻兼有大便不通畅，肛门有下坠感者不宜服。

2．服本药时不宜同时服用藜芦、五灵脂、皂荚或其制剂。不宜喝茶和吃萝卜，以免影响药效。

3．不宜和感冒类药同时服用。

4．高血压、心脏病、肾脏病、糖尿病严重患者及孕妇应在医师指导下服用。

5．本品宜饭前服用或进食同时服。

【规格】

散剂：（1）每袋装 3g，（2）每袋装 6g，（3）每袋装 9g。

丸剂：每 100 粒重 6g。

颗粒剂：每袋装 6g。

【贮藏】 密封。

【药理毒理】 参苓白术散有明显的止泻、调节免疫、双向调节胃肠道运动、调节肠道菌群的作用。

· 调节免疫　本药可提高 RBC-C3b-RR 及降低 RBC-IC-R，可提高脾虚泄泻小鼠的胸腺 / 脾质量指数，能抑制小鼠的碳末推进率，提高血清淀粉酶和 D- 木糖的含量[1]。

· 止泻作用　本药对胃肠收缩功能有一定影响，小剂量可兴奋肠管收缩，大剂量则主要引起抑制。同时实验表明对肠管吸收功能亦有影响：参苓白术散能增加肠管对水及氯化物的吸收，而且在大剂量时能抑制肠管的收缩[1]。

· **双向调节胃肠道运动**　本方能明显加快正常小鼠胃排空液体和固体的速度，降低胃内残留量；能明显减少脾虚大鼠和番泻叶所致腹泻小鼠腹泻次数及腹泻量，能缓解亢进的胃肠运动[2]。

【临床报道】 研究证实，应用参苓白术散治疗腹泻型肠易激综合征，能明显改善患者的腹痛腹泻症状、焦虑症状，痊愈率为 25.0%，总有效率为 87.5%，可以明显改善患者的肛管静息压力及直肠最大感觉阈值[3]。

【参考文献】

[1] 韩海荣，宋观礼，胡申 . 参苓白术散对大黄引起的脾虚泄泻作用机制的研究 [J]. 现代中西医结合杂志，2008，17（1）：15-16.

[2] 张仲林，钟玲，臧志和，等 . 参苓白术散对动物胃肠动力

影响的实验研究 [J]. 时珍国医国药，2009，20（12）：3151-3152.

[3] 李春涛，邬美萍，王立恒，等 . 参苓白术散治疗 40 例腹泻型肠易激综合征临床研究 [J]. 中国现代医药杂志，2010，12（1）：78-79.

四君子丸（颗粒、合剂）

【处方】 党参、白术（炒）、茯苓、炙甘草。

【功能与主治】 益气健脾。用于脾胃气虚，胃纳不佳，食少便溏。

【用法与用量】

丸剂：口服。一次 3 ～ 6g，一日 3 次。

颗粒剂：口服。一次 15g，一日 3 次。

合剂：口服。一次 15 ～ 20ml，一日 3 次，用时摇匀。

【注意事项】

1．忌食生冷油腻不易消化食物。

2．不适用于脾胃阴虚者，主要表现为口干、舌少津、大便干。

3．糖尿病患者慎用。

【规格】

丸剂：每袋装 6g。

颗粒剂：每袋装 15g。

合剂：每瓶装 100ml。

【贮藏】 密闭，防潮。

人参健脾丸（片）

【处方】 人参、白术（麸炒）、茯苓、山药、陈皮、木香、砂仁、炙黄芪、当归、酸枣仁（炒）、远志（制）。

【功能与主治】健脾益气，和胃止泻。用于脾胃虚弱所致的饮食不化、脘闷嘈杂、恶心呕吐、腹痛便溏、不思饮食、体弱倦怠。

【用法与用量】

丸剂：口服。水蜜丸一次 9g，一日 3 次；大蜜丸一次 1 ～ 2 丸，一日 2 次。

片剂：口服。一次 4 片，一日 2 次。

【注意事项】

1. 忌不易消化食物，感冒发热患者不宜服用。

2. 有高血压、心脏病、肝病、糖尿病、肾病等慢性病严重者应在医师指导下服用。

3. 本品宜饭前服用或进食同时服。

4. 服本药时不宜同时服用藜芦、五灵脂、皂荚或其制剂。

5. 不宜喝茶和吃萝卜以免影响药效。

【规格】

丸剂：小蜜丸，每瓶装 125g；大蜜丸，每丸装 9g。

片剂：每片装 0.25g。

【贮藏】密封。

【药理毒理】人参健脾丸具有抑制小肠推进、止泻、抗疲劳等作用。

· **抑制小肠推进作用** 人参健脾丸 2.2g/kg 能够显著抑制利血平所致小鼠肠蠕动亢进[1]。

· **止泻作用** 人参健脾丸 4.4g/kg 能明显对抗口服大黄所致小鼠腹泻及体重减轻等症状[1]。

· **抗疲劳作用** 人参健脾丸 4.4g/kg 能明显延长小鼠游泳时

间，提高小鼠抗疲劳能力[1]。

·**增强腹腔巨噬细胞吞噬功能**　人参健脾丸 2.2g/kg～4.4g/kg 灌胃能明显增强可的松致小鼠腹腔巨噬细胞吞噬功能低下的作用[1]。

·**毒理**　急性毒性实验结果表明小鼠口服最大浓度最大容量人参健脾丸（49.2g 生药/kg），小鼠活动正常，无任何毒性反应。此量为成人临床用药剂量的 271 倍[1]。

【参考文献】

[1] 秦彩玲，刘婷，刘君英，等 . 人参健脾丸的药理及毒性研究 [J]. 中国中西医结合杂志 1995 年基础理论研究特集：310-313.

健脾丸

【处方】党参、白术（炒）、陈皮、枳实（炒）、山楂（炒）、麦芽。

【功能与主治】健脾开胃。用于脾胃虚弱所致脘腹胀满、食少便溏。

【用法与用量】口服。一次 1 丸，一日 2 次，小儿酌减。

【注意事项】

1．饮食宜清淡，忌酒及辛辣、生冷、油腻食物。

2．有高血压、心脏病、肝病、糖尿病、肾病等慢性病严重者应在医师指导下服用。

3．儿童、孕妇、哺乳期妇女、年老体弱者应在医师指导下服用。

【规格】大蜜丸，每丸重 9g。

【贮藏】密封。

健脾理肠片

【处方】 党参、黄芪、炒白术、赤石脂、茅莓、木香、炒当归、炒乌梅、延胡索、炙升麻、炮姜、儿茶、肉桂、炒白芍、炙甘草。

【功能与主治】 健脾益气，温和止泻，行气消胀。主要用于脾虚腹泻、腹痛、纳差、乏力。

【用法与用量】 饭后 1 小时温开水送服。一次 4～6 片，一日 3 次。腹泻症状控制后一次服用量减至 2～4 片或遵医嘱。

【注意事项】

1. 服药期间忌食生冷、辛辣油腻之物。

2. 感冒发热者慎用。

【规格】 每片重 0.4g。

【贮藏】 密封。

【药理毒理】 健脾理肠片具有健脾、止泻、镇痛作用。

· **健脾作用** 本品可使小白鼠体重明显增长，能明显增加脾虚小白鼠对葡萄糖的吸收[1]。

· **止泻作用** 对大黄和蓖麻油酸钠致泻的小白鼠，给予健脾理肠片灌服或腹腔注射，能明显抑制其腹泻程度，且在腹泻潜伏期，稀便程度，稀便数和总便数比值等指标上，与对照组比较差异有显著性意义[1]。

· **镇痛作用** 通过小白鼠扭体法及热板法观察发现，本品有明显的镇痛作用[1]。

【临床报道】 健脾理肠片治疗慢性腹泻 146 例，对照组 39 例用补脾理肠丸治疗，治疗组临床治愈 89 例（60.96%），对照组临床治愈 15 例（38.46%），差异有显著性意义（$P < 0.01$），疗效明显优于对照组[2]。

【参考文献】

[1] 田维君.健脾理肠片的药效学研究 [J].武警医学，2004，15（5）：375-377.

[2] 田维君.健脾理肠片治疗慢性腹泻的临床观察 [J].武警医学，2002，13（12）：745-746.

温脾固肠散

【处方】 白术（土炒）、车前子、肉豆蔻（煨）、诃子肉、白扁豆（土炒）、莲子肉（麸炒）、薏苡仁（麸炒）、山药（麸炒）、甘草（蜜炙）、木香、罂粟壳、党参。

【功能与主治】 健脾止泻。用于脾虚久泻，便溏腹胀，腹痛肠鸣。

【用法与用量】 口服。一次 6g，一日 2 次，小儿酌减。

【注意事项】

1．霍乱吐泻及痢疾性下泻者不宜服。

2．处方中含有罂粟壳，不可过服、久服。

【规格】 每袋装 6g。

【贮藏】 密封。

补中益气丸（颗粒）

【处方】 炙黄芪、党参、炙甘草、炒白术、当归、升麻、柴胡、陈皮。

【功能与主治】 补中益气，升阳举陷。用于脾胃虚弱、中气下陷所致的泄泻、脱肛、阴挺，症见体倦乏力、食少腹胀、便溏久泻、肛门下坠或脱肛、子宫脱垂。

【用法与用量】

丸剂：口服。规格（1）大蜜丸，一次1丸，一日2～3次；规格（2）浓缩丸，一次8～10丸，一日3次；规格（3）水丸，一次6g，一日2～3次。

颗粒剂：口服。一次3g，一日2～3次。

【注意事项】

1．忌不易消化食物。

2．感冒发热患者不宜服用。

3．有高血压、心脏病、肝病、糖尿病、肾病等慢性病严重者应在医师指导下服用。

【规格】

丸剂：（1）每丸重9g，（2）每8丸相当于原生药3g，（3）每袋装6g。

颗粒剂：每袋装3g。

【贮藏】 密封。

补脾益肠丸

【处方】 黄芪、党参（米炒）、砂仁、白芍、当归（土炒）、肉桂、延胡索、荔枝核、炮姜、炙甘草、防风、木香、补骨脂、赤石脂。

【功能与主治】 补中益气，健脾和胃，涩肠止泻。用于脾虚泄泻，临床表现为腹泻腹痛、腹胀、肠鸣、黏液血便。

【用法与用量】 口服。一次6g，一日3次。

【禁忌】孕妇禁用。

【注意事项】

1．服药期间忌食生冷、辛辣、油腻之物。

2．感冒发热者慎用。

3．泄泻时腹部热胀痛者不宜服。

【规格】每瓶装72g。

【贮藏】密封。

资生丸

【处方】党参（炒）、茯苓、甘草（制）、山药、白术（炒）、白扁豆（炒）、芡实、莲子、山楂（炭）、六神曲、麦芽（焦）、薏苡仁、陈皮、黄连、泽泄、豆蔻、广藿香、桔梗。

【功能与主治】健脾开胃，消食止泻。用于脾胃不适，胃虚不纳，神倦力乏，腹满泄泻。

【用法与用量】口服。浓缩丸，一次10丸，一日3次；水丸，一次6g，一日2次。

【禁忌】孕妇禁用。

【注意事项】

1．服药期间忌食生冷、辛辣、油腻之物。

2．哺乳期妇女慎用。

3．有慢性结肠炎、溃疡性结肠炎便脓血等慢性病史者，患泄泻后应在医师指导下使用。

【规格】浓缩丸，每10丸相当于原材料3g；水丸，每袋装6g。

【贮藏】密封。

健脾资生丸

【处方】党参、薏苡仁（炒）、茯苓、山楂（炒）、白术（炒）、砂仁、甘草（炙）、芡实（炒）、麦芽（炒）、橘红、六神曲（炒）、广藿香、山药、桔梗、莲子肉（炒）、黄连（姜汁炒）、白扁豆（炒）、豆蔻。

【功能与主治】补益脾胃，消食止泻。用于脾胃虚弱，消化不良，脘腹闷胀，慢性腹泻。

【用法与用量】口服。一次9g，一日2～3次。

【禁忌】孕妇禁用。

【注意事项】

1．服药期间忌食生冷、辛辣、油腻之物。

2．感冒发热者慎用。

3．哺乳期妇女慎用。

4．泄泻时腹部热胀痛者不宜用。

5．有慢性结肠炎、溃疡性结肠炎便脓血等慢性病史者，患泄泻后应在医师指导下使用。

【规格】每袋重9g。

【贮藏】密闭，防潮。

补益资生丸

【处方】人参、白术（麸炒）、茯苓、甘草、白扁豆（去皮）、山药、南山楂（炒）、六神曲（麸炒）、麦芽、莲子、薏苡仁（麸炒）、芡实（麸炒）、泽泻、豆蔻、化橘红、广藿香、桔梗、黄连。

【功能与主治】滋阴补气，调养脾胃。用于脾胃虚弱引起的胸闷作呕、食欲不振、精神倦怠、大便溏泄。

【用法与用量】口服。一次 2 丸，一日 2～3 次。

【禁忌】孕妇禁用。

【注意事项】

1. 忌食生冷、油腻及不易消化食物。

2. 不适用于肠结核腹泻，主要表现为午后低热、盗汗、晨时腹泻。

3. 不适用于急性肠炎腹泻，主要表现腹痛、水样大便频繁，或发烧。

4. 哺乳期妇女慎用。

5. 服本品时不宜同时服含有藜芦、五灵脂、皂荚或其制剂，不宜喝茶和吃萝卜，以免影响药效。

【规格】每丸重 6g。

【贮藏】密封。

（二）脾胃湿热证常用中成药品种

葛根芩连片（丸、微丸、颗粒、胶囊、口服液）

【处方】葛根、黄芩、黄连、炙甘草。

【功能与主治】解肌清热，止泻止痢。用于湿热蕴结所致的泄泻、痢疾，症见身热烦渴、下利臭秽、腹痛不适。

【用法与用量】

片剂：口服。一次 3～4 片，一日 3 次。

丸剂：口服。一次 3g，小儿一次 1g，一日 3 次或遵医嘱。

微丸：口服。一次 3g，小儿一次 1g，一日 3 次或遵医嘱。

颗粒剂：开水冲服。一次1袋，一日3次。

胶囊：口服。一次3～4粒，一日3次。

口服液：口服。一次1支，一日2次。

【注意事项】

1．泄泻腹部凉痛者不宜服。

2．高血压、心脏病、肾脏病、浮肿的患者，孕妇或正在接受其他治疗的患者，应在医师指导下服用。

【规格】

片剂：每板12片。

丸剂：每袋装1g。

微丸：每袋装1g。

颗粒剂：每袋装6g。

胶囊：每粒装0.4g。

口服液：每支装10ml。

【贮藏】密封。

复方黄连素片

【处方】盐酸小檗碱、木香、吴茱萸、白芍。

【功能与主治】清热燥湿，行气止痛，止泻止痢。用于大肠湿热，赤白下痢，里急后重或暴注下泻，肛门灼热；肠炎、痢疾见上述证候者。

【用法与用量】口服。一次4片，一日3次。

【不良反应】偶有恶心、呕吐、皮疹和药热，停药后可消失。

【注意事项】

1．对本品过敏者、溶血性贫血患者不宜用。

2．妊娠期头 3 个月慎用。

3．含鞣质的中药与盐酸小檗碱合用后，由于鞣质是生物碱沉淀剂，二者结合，生成难溶性鞣酸盐沉淀，降低疗效。

4．本品是中西复方制剂，含有盐酸小檗碱，盐酸小檗碱属于抗菌药，单用时日服剂量一般不得超过 0.3 ~ 0.9g。

【规格】每片含盐酸小檗碱 30mg。

【贮藏】密封。

枫蓼肠胃康颗粒（胶囊、片）

【处方】牛耳枫、辣蓼。

【功能与主治】清热除湿化滞。用于急性胃肠炎，属伤食泄泻型及湿热泄泻型者，症见腹痛腹满、泄泻臭秽、恶心呕腐或有发热恶寒、苔黄脉数等。亦可用于食滞胃痛而症见胃脘痛、拒按、恶食欲吐、嗳腐吞酸，舌苔厚腻或黄腻，脉滑数者。

【用法与用量】

颗粒剂：开水冲服。一次 8g，一日 3 次。

胶囊：口服。一次 2 粒，一日 3 次。

片剂：口服。一次 4 ~ 6 片，一日 3 次。

【规格】

颗粒剂：每袋装 8g。

胶囊：每粒装 0.37g。

片剂：每片重 0.3g。

【贮藏条件】密封。

【药理毒理】本品能抑制小肠毛细血管壁通透性，抑制小肠的推动作用，分别使用本品及本品所含单体（芦丁和槲皮素）10g/kg

灌胃给药，均能抑制醋酸所致小鼠小肠毛细血管壁通透性增加，同时具有抑制小肠推动的作用[1]。

【参考文献】

[1] 谭银丰，李海龙，张俊清，等．枫蓼肠胃康治疗急性胃肠炎的药效物质基础初探 [J]．时珍国医药，2009，20（12）：2941-2942.

肠康胶囊

【处方】 盐酸小檗碱、木香、吴茱萸（制）。

【功能与主治】 清热燥湿，理气止痛。用于湿热泄泻、痢疾腹痛、里急后重。

【用法用量】 口服。一次4粒，一日2次，或遵医嘱。

【注意事项】 妊娠3个月内慎用。

【规格】 每粒装 0.23g（含盐酸小檗碱 0.05g）。

【贮藏】 密封。

【药理毒理】 肠康胶囊有解痉、镇痛、止泻作用。

·**解痉作用** 研究发现本品能显著抑制 $BaCl_2$ 所致的离体豚鼠回肠的痉挛。因此，肠康胶囊抑制胃肠道运动功能的作用可能与阻滞二价阳离子 Ba^{2+} 向胃肠道平滑肌内流有关[1]。

·**镇痛作用** 肠康胶囊高中低剂量组与阳性对照组均能显著减少 HAC 引起的小鼠扭体反应次数，表明肠康胶囊能在一定程度上抑制化学物质所致的小鼠疼痛[1]。

·**止泻作用** 本品对番泻叶所致小鼠腹泻有明显的止泻作用，能有效减少番泻叶粉所致实验小鼠肠道水分的含量[1]。

【临床报道】 肠康胶囊治疗肠易激综合征120例，对照组84

例应用阿米替林片治疗。结果：治疗组有效率为89.17%，对照组为86.9%，两组疗效有明显差异（$P < 0.05$）[2]。

【参考文献】

[1] 曾莹，赵瑛.肠康胶囊的药效学实验研究 [J].中国药师，2010，13（7）：927-929.

[2] 马保华，周彤.肠康胶囊治疗肠易激综合征120例疗效观察 [J].中医药学刊，2003，21（10）：1748.

香连丸

【处方】萸黄连、木香。

【功能与主治】清热化湿，行气止痛。用于大肠湿热所致的痢疾，症见大便脓血、里急后重、发热腹痛；肠炎、细菌性痢疾见上述证候者。

【用法用量】口服。规格（1）浓缩丸，一次6～12丸；规格（2）、（3）、（4）水丸，一次3～6g；规格（5）、（6）水丸，一次3～6g，一日2～3次，小儿酌减。

【注意事项】

1. 孕妇慎用。

2. 忌食辛辣、油腻食物。

【规格】（1）每6丸相当于原生药3g，（2）每10丸重1.5g，（3）每12丸重约1g，（4）每20粒重1g，（5）每40丸重约3g，（6）每100粒重3g。

【贮藏】密封。

【药理毒理】本品具有抗（抑）菌、抗腹泻作用。

·**抗（抑）菌作用** 香连丸具有较强的抗金黄色葡萄球菌和

痢疾杆菌作用[1]。

·**抗腹泻作用**　香连丸能抗蓖麻油或番泻叶所致小鼠腹泻[2]。

【参考文献】

[1] 刘环清，李丽萍，肖洪彬. 香连丸的临床应用及实验研究[J]. 中医药信息，2007，24（4）：36.

[2] 陈宝忠，许峰，肖洪彬. 香连丸抗小鼠腹泻作用的实验研究[J]. 中医药信息，2010，27（4）：43-44.

六味香连胶囊

【处方】木香、盐酸小檗碱、枳实、白芍、厚朴（姜制）、槟榔。

【功能与主治】清热燥湿，行气止痛，化滞止痢。用于肠胃食滞、赤白痢疾等。凡饮食不节、湿热蕴结胃肠所致腹胀、腹痛、腹泻、里急后重、大便脓血、黏稠不畅诸症，皆可使用。

【用法与用量】口服。一次2粒，一日2次，或遵医嘱，儿童酌减。

【禁忌】孕妇禁用。

【规格】每粒装0.34g。

【贮藏】密封，防潮，置阴凉处。

香连化滞丸（片）

【处方】木香、黄连、青皮（炒）、陈皮、厚朴（炙）、枳实（炒）、黄芩、当归、白芍、滑石、甘草、槟榔。

【功能与主治】清热利湿，行血化滞。用于湿热凝滞引起的里急后重、腹痛下痢。

【用法与用量】

丸剂：口服。一次 2 丸，一日 2 次。

片剂：口服。一次 4 片，一日 2 次。

【禁忌】 孕妇禁用。

【规格】

丸剂：每丸重 6g。

片剂：每片重 0.6g。

【贮藏】 密封。

（三）肝郁脾虚证常用中成药品种

固肠止泻丸（胶囊）

【处方】 乌梅（乌梅肉）、黄连、干姜、木香、罂粟壳、延胡索。

【功能与主治】 调和肝脾，涩肠止痛。用于肝脾不和所致泄泻，症见腹痛腹泻、两胁胀满；溃疡性结肠炎见上述证候者。

【用法与用量】

丸剂：口服。浓缩丸，一次 4g，一日 3 次；水丸，一次 5g，一日 3 次。

胶囊：口服。一次 3 粒，一日 3 次，饭前服。

【注意事项】

1．本品为收涩之品，急性感染性腹泻者不宜使用。

2．儿童、孕妇慎用。

3．本品含罂粟壳，不可过用、久用。

4．服用期间忌食生冷、油腻、辛辣等刺激性食物。

5．运动员慎用。

【规格】

丸剂：浓缩丸，每9粒重1g；水丸，每12粒重1g。

胶囊：每粒装0.75g。

【贮藏】密封。

【临床报道】用固肠止泻丸治疗腹泻型IBS患者34例，治疗组总有效率为91.8%，对照组32例总有效率为62.5%，两组比较有显著性差异（$P < 0.05$）[1]。

【参考文献】

[1] 古远明．固肠止泻丸治疗肠易激综合征的临床观察 [J]．胃肠病学，2003年第8卷增刊A23．

逍遥丸（颗粒）

【处方】柴胡、当归、白芍、炒白术、茯苓、炙甘草、薄荷、生姜。

【功能与主治】疏肝健脾，养血调经。用于肝郁脾虚所致的郁闷不舒、胸胁胀痛、头晕目眩、食欲减退、月经不调。

【用法与用量】

丸剂：口服。规格（1）大蜜丸，一次1丸，一日2次；规格（2）、（3）水丸，一次6～9g，一日1～2次；规格（4）浓缩丸，一次8丸，一日3次。

颗粒剂：开水冲服。规格（1）、（2）、（3）、（4）一次1袋，一日2次。

【注意事项】

1．忌食寒凉、生冷食物。

2．孕妇服用时请向医师咨询。

3．感冒时不宜服用本药。

4．月经过多者不宜服用本药。

5．平素月经正常，突然出现月经量少，或月经错后，或阴道不规则出血应去医院就诊。

【规格】

丸剂：（1）每丸重 9g，（2）每袋装 6g，（3）每袋装 9g，（4）每 8 丸相当于原生药 3g。

颗粒剂：（1）每袋装 4g，（2）每袋装 5g，（3）每袋装 6g，（4）每袋装 15g。

【贮藏】 密封。

【药理毒理】 本品对中枢神经系统、胃肠道等有相应药理作用。

· **对中枢神经系统的作用** 逍遥散具有明显的抗抑郁作用，对醋酸所致的小鼠扭体反应有明显的对抗作用，而且对热刺激所致的小鼠疼痛反应有显著的拮抗作用[1]。

· **对胃肠道的作用** 逍遥丸能使肠平滑肌节律性收缩，血管扩张，颜色变红，能有效改善肠易激综合征腹泻型的临床症状[1]。

【临床报道】 逍遥丸治疗肠易激综合征腹泻型 80 例，对照组 78 例应用思密达冲剂，观察 4 周。结果：治疗组能显著改善肠易激综合征腹泻型的临床症状，较对照组有显著性差异（$P < 0.05$），两组总体疗效，治疗组为 87%，对照组为 75%[2]。

【参考文献】

[1] 李梦涛，项辉 . 逍遥丸（散）有效成分及药理作用研究进展 [J]. 中药材，2010，33（12）：1968–1972.

[2] 王伟.逍遥丸治疗肠易激综合征腹泻型 80 例.陕西中医[J]，2008，29（1）：45-46.

四逆散

【处方】柴胡、枳壳（麸炒）、白芍、甘草。

【功能与主治】透解郁热，疏肝理脾。用于热厥手足不温，脘腹胁痛，泄痢下重。

【用法与用量】开水冲泡或炖服。一次 9g，一日 2 次。

【禁忌】孕妇忌用。

【注意事项】

1．忌油腻食物。

2．服药期间保持情绪稳定。

3．对本品过敏者禁用，过敏体质者慎用。

【规格】每袋装 9g。

【贮藏】密闭，防潮。

痛泻宁颗粒

【处方】白芍、青皮、薤白、白术。

【功能与主治】柔肝缓急，疏肝行气，理脾运湿。用于肝气犯脾所致的腹痛、腹泻、腹胀、腹部不适等症，肠易激综合征（腹泻型）等见上述证候者。

【用法与用量】口服。一次 5g，一日 3 次。

【注意事项】忌酒和辛辣、生冷、油腻食物。

【规格】每袋装 5g。

【贮藏】密封，置阴凉干燥处。

【药理毒理】 本品有提高内脏痛阈、抗抑郁、解痉止痛、止泻等作用。

·**提高内脏痛阈** 痛泻宁颗粒通过抑制肥大细胞脱颗粒，减少 5-HT、组胺等递质的释放，减低血清中 5-HT 等递质含量，减弱背角神经元兴奋性，提高内脏痛阈[1]。

·**解痉止痛作用** 痛泻宁颗粒拮抗乙酰胆碱的释放，降低肠张力[1]。

·**镇痛和止泻作用** 痛泻宁颗粒抑制小肠平滑肌自发性收缩，减缓小肠功能亢进，减少肠蠕动[1]。

·**抑菌作用** 对多种肠道致病菌有抑制作用，并能促进巨噬细胞吞噬功能[1]。

【临床报道】 60 例腹泻型 IBS 受试者，随机分为试验组（n=30）和安慰剂组（n=30），试验组与安慰剂组痊愈率、总有效率分别为 92.3% vs 48.0%（PP）与 82.7% vs 42.9%（ITT），两组比较中医证候疗效差异有统计学意义（P 均 < 0.05），表明痛泻宁颗粒改善中医证候疗效优于安慰剂。试验组腹痛程度、腹痛频率、腹痛持续时间、大便稀溏及大便频率等中医主症均较安慰剂组有明显改善（P 均 < 0.05）。痛泻宁试验组中医伴随症状变化除"情绪紧张等时泄泻加重"及"黏液便"外，"排便急迫或坠胀感"、"胸胁或少腹胀闷"、"嗳气"、"食少"等的改善均优于安慰剂组（P 均 < 0.05）[2]。

【参考文献】

[1] 张艳. 痛泻宁治疗腹泻型肠易激综合征 86 例效果观察. 基层医学论坛 [J]，2012，16（17）：2304-2305.

[2] 王刚，李廷谦，王蕾，等. 痛泻宁颗粒治疗腹泻型肠易激

综合征（肝气乘脾证）的随机双盲安慰剂对照试验 [J]. 中国循证医学杂志，2006，6（2）：84-89.

（四）脾肾阳虚证常用中成药品种

固本益肠片

【处方】党参、白术、补骨脂、山药、黄芪、炮姜、当归、白芍、延胡索、木香、地榆、赤石脂、儿茶、甘草。

【功能与主治】健脾温肾，涩肠止泻。用于脾肾阳虚所致的泄泻，症见腹痛隐隐、腹泻、大便清稀或有黏液及黏液血便、食少腹胀、腰酸乏力、形寒肢冷、舌淡苔白、脉虚；慢性肠炎见上述证候者。

【用法与用量】口服。一次 8 片，一日 3 次，小儿酌减或遵医嘱。30 天为一疗程，连服二至三个疗程。

【注意事项】

1．服药期间忌食生冷、辛辣、油腻之物。

2．湿热下痢非本方所宜。

【规格】每片重 0.32g。

【贮藏】密封。

【药理毒理】动物离体肠管实验可见其抑制肠蠕动的效应[1]。

【参考文献】

[1] 张宏，李显华，王良，等.固本益肠片对肠管活动的影响实验研究 [J]. 中成药，1994，16（11）：36-37.

四神丸（片）

【处方】 肉豆蔻（煨）、补骨脂（盐炒）、五味子（醋制）、吴茱萸（制）、大枣（去核）、生姜。

【功能与主治】 温肾散寒，涩肠止泻。用于肾阳不足所致的泄泻，症见肠鸣腹胀、五更溏泻、食少不化、久泻不止、面黄肢冷。

【用法与用量】

丸剂：口服。一次 9g，一日 1 ~ 2 次。

片剂：口服。规格（1）、（2）一次 4 片，一日 2 次。

【规格】

丸剂：每袋装 9g。

片剂：（1）每片重 0.3g，（2）每片重 0.6g。

【贮藏】 密闭，防潮。

【药理毒理】 四神丸具有调节肠道平滑肌活动、止泻的作用。

·调节肠道平滑肌活动 拮抗乙酰胆碱和抑制副交感神经过度兴奋，直接松弛肠道平滑肌。对家兔离体肠管的自发活动有明显的抑制作用，能对抗氯化钡引起的肠道平滑肌痉挛[1]。

·止泻作用 四神丸混悬液 0.2ml/10g（含生药 0.234g/ml）灌胃能降低大黄、蓖麻油引起的腹泻小鼠的腹泻次数。并能抑制正常小鼠和拮抗溴吡斯的明小鼠的碳末推进率[2]。

【参考文献】

[1] 李培.临床实用方剂手册 [M].成都：四川科学技术出版社.2003：657.

[2] 高长玉，李冀，柴剑波，等.四神丸止泻作用的实验研究 [J].中医药学报，2005，33（2）：40-41.

肉蔻四神丸

【处方】 补骨脂（盐水制）、肉豆蔻（面粉煨）、吴茱萸（甘草水制）、干姜、白术（麸炒）、白芍、木香、罂粟壳、诃子肉。

【功能与主治】 温中散寒，补脾止泻。用于大便失调，黎明泻泄，肠泻腹痛，不思饮食，面黄体瘦，腰酸腿软。

【用法与用量】 口服。一次6g，一日2次。

【注意事项】

1．忌生冷、油腻食物。

2．本品含罂粟壳，不可过用、久用。

【规格】 每袋装6g。

【贮藏】 密闭，防潮。

附子理中丸（片）

【处方】 附子（制）、党参、炒白术、干姜、甘草。

【功能与主治】 温中健脾。用于脾胃虚寒，脘腹冷痛，呕吐泄泻，手足不温。

【用法与用量】

丸剂：口服。规格（1）大蜜丸，一次1丸，一日2～3次；规格（2）浓缩丸，一次8～12丸，一日3次；规格（3）水蜜丸，一次6g，一日2～3次。

片剂：口服。一次6～8片，一日1～3次。

【注意事项】

1．忌不易消化食物。

2．感冒发热患者不宜服用。

3．有高血压、心脏病、肝病、糖尿病、肾病等慢性病严重者应在医师指导下服用。

4．孕妇慎用，哺乳期妇女、儿童应在医师指导下服用。

【规格】

丸剂：（1）每丸重 9g，（2）每 8 丸相当于原生药 3g，（3）每袋装 6g。

片剂：基片重 0.25g。

【贮藏】 密闭。

理中丸

【处方】 党参、土白术、炙甘草、炮姜。

【功能与主治】 温中散寒，健胃。用于脾胃虚寒呕吐泄泻，胸满腹痛，消化不良。

【用法与用量】 口服。规格（1）大蜜丸，一次 1 丸，一日 2 次，小儿酌减；规格（2）浓缩丸，一次 8 丸，一日 3 次。

【注意事项】

1．忌食生冷、油腻及不易消化的食物。

2．湿热中阻者及阴虚火旺者慎用。

3．孕妇慎用。

4．感冒发热者慎用。

【规格】（1）每丸重 9g，（2）每 8 丸相当于原药材 3g。

【贮藏】 密封。

附二

治疗腹泻型肠易激综合征常用中成药简表

证型	药物名称	功能	主治病证	用法用量	备注
脾虚湿阻证	参苓白术散（丸、颗粒）	补脾胃，益肺气。	用于脾胃虚弱，食少便溏，气短咳嗽，肢倦乏力。	散剂：口服。一次6～9g，一日2～3次。丸剂：口服。一次6g，一日3次。颗粒剂：开水冲服。一次6g，一日3次。	散剂：基药，医保 丸剂：基药，医保 颗粒剂：基药，医保
	四君子丸（颗粒、合剂）	益气健脾。	用于脾胃气虚，胃纳不佳，食少便溏。	丸剂：口服。一次3～6g，一日3次。颗粒剂：口服。一次15g，一日3次 合剂：口服。一次15～20ml，一日3次，用时摇匀。	丸剂：药典、医保 颗粒剂：医保
	人参健脾丸（片）	健脾益气，和胃止泻。	用于脾胃虚弱所致的饮食不化、脘闷嘈杂、恶心呕吐、腹痛便溏、不思饮食、体弱倦怠。	丸剂：口服。水蜜丸，一次9g，一日3次；大蜜丸，一次1～2丸，一日2次。片剂：口服。一次4片，一日2次。	丸剂：医保 片剂：医保
	健脾丸	健脾开胃。	用于脾胃虚弱所致脘腹胀满、食少便溏。	口服。一次1丸，一日2次，小儿酌减。	医保
	健脾理肠片	健脾益气，温和止泻，行气消胀。	主要用于脾虚腹泻、腹痛、纳差、乏力。	饭后1小时温开水送服。一次4～6片，一日3次。腹泻症状控制后一次服用量减至2～4片或遵医嘱。	
	温脾固肠散	健脾止泻。	用于脾虚久泻，便溏腹胀，腹痛肠鸣。	口服。一次6g，一日2次，小儿酌减。	

证型	药物名称	功能	主治病证	用法用量	备注
脾虚湿阻证	补中益气丸（颗粒）	补中益气，升阳举陷。	用于脾胃虚弱、中气下陷所致的泄泻、脱肛、阴挺，症见体倦乏力、食少腹胀、便溏久泻、肛门下坠或脱肛、子宫脱垂	丸剂：口服。大蜜丸，一次1丸，一日2～3次；浓缩丸，一次8～10丸，一日3次；水丸，一次6g，一日2～3次。颗粒剂：口服。一次3g，一日2～3次。	丸剂：药典，基药，医保颗粒剂：基药，医保合剂：医保口服液：医保片剂：医保
	补脾益肠丸	补中益气，健脾和胃，涩肠止泻。	用于脾虚泄泻，临床表现为腹泻腹痛、腹胀、肠鸣、黏液血便。	口服。一次6g，一日3次。	药典，医保
	资生丸	健脾开胃，消食止泻。	用于脾胃不适，胃虚不纳，神倦力乏，腹满泄泻。	口服。浓缩丸，一次10丸，一日3次；水丸，一次6g，一日2次。	
	健脾资生丸	补益脾胃，消食止泻。	用于脾胃虚弱，消化不良，脘腹闷胀，慢性腹泻。	口服。一次9g，一日2～3次。	
	补益资生丸	滋阴补气，调养脾胃。	用于脾胃虚弱引起的胸闷作呕、食欲不振、精神倦怠、大便溏泄。	口服。一次2丸，一日2～3次。	
脾胃湿热证	葛根芩连片（丸、微丸、颗粒、胶囊、口服液）	解肌清热，止泻止痢。	用于湿热蕴结所致的泄泻、痢疾，症见身热烦渴，下利臭秽，腹痛不适。	片剂：口服。一次3～4片，一日3次。丸剂：口服。一次3g，小儿一次1g，一日3次或遵医嘱。微丸：口服。一次3g，小儿一次1g，一日3次或遵医嘱。颗粒剂：开水冲服。一次1袋，一日3次。胶囊：口服。一次3～4粒，一日3次。口服液：口服。一次1支，一日2次。	片剂：药典，医保丸剂：医保微丸：医保颗粒剂：医保胶囊：医保口服液：医保

证型	药物名称	功能	主治病证	用法用量	备注
脾胃湿热证	复方黄连素片	清热燥湿，行气止痛，止泻止痢。	用于大肠湿热，赤白下痢，里急后重或暴注下泻，肛门灼热，肠炎、痢疾见上述证候者。	口服。一次4片，一日3次。	基药，医保
	枫蓼肠胃康颗粒（胶囊、片）	清热除湿化滞。	用于急性胃肠炎，属伤食泄泻型及湿热泄泻型者，症见腹痛腹满、泄泻臭秽、恶心呕腐或有发热恶寒、苔黄脉数等。亦可用于食滞胃痛而症见胃脘痛、拒按、恶食欲吐、嗳腐吞酸，舌苔厚腻或黄腻，脉滑数者。	颗粒剂：开水冲服。一次8g，一日3次。胶囊：口服。一次2粒，一日3次。片剂：口服。一次4～6片一日3次。	颗粒剂：医保胶囊：医保片剂：医保
	肠康胶囊	清热燥湿，理气止痛。	用于湿热泄泻、痢疾腹痛、里急后重。	口服。一次4粒，一日2次，或遵医嘱。	医保
	香连丸	清热燥湿，行气止痛。	用于大肠湿热所致的痢疾，症见大便脓血、里急后重、发热腹痛；肠炎、细菌性痢疾见上述证候者。	口服。规格（1）浓缩丸，一次6～12丸；规格（2）、（3）、（4）水丸，一次3～6g；规格（5）、（6）水丸，一次3～6g，一日2～3次。	丸剂：药典，基药，医保
	六味香连胶囊	清热燥湿，行气止痛，化滞止痢。	用于肠胃食滞、赤白痢疾等。凡饮食不节、湿热蕴结胃肠所致腹胀、腹痛、腹泻、里急后重、大便脓血、黏稠不畅诸症，皆宜使用。	口服。一次2粒，一日2次，或遵医嘱，儿童酌减。	医保

证型	药物名称	功能	主治病证	用法用量	备注
脾胃湿热证	香连化滞丸（片）	清热利湿，行血化滞。	用于湿热凝滞引起的里急后重，腹痛下痢。	丸剂：口服。一次2丸，一日2次。片剂：口服。一次4片，一日2次。	丸剂：医保 片剂：医保
肝郁脾虚证	固肠止泻丸（胶囊）	调和肝脾、涩肠止痛。	用于肝脾不和所致的泄泻，症见腹痛腹泻、两胁胀满；溃疡性结肠炎见上述证候者。	丸剂：口服。浓缩丸一次4g，一日3次；水丸一次5g，一日3次。胶囊：口服。一次3粒，一日3次，饭前服。	丸剂：医保 胶囊：医保
	逍遥丸（颗粒）	疏肝健脾、养血调经。	用于肝郁脾虚所致的郁闷不舒、胸胁胀痛、头晕目眩、食欲减退、月经不调。	丸剂：口服。大蜜丸，一次1丸，一日2次；水丸，一次6～9g，一日1～2次；浓缩丸，一次8丸，一日3次。颗粒剂：开水冲服。一次1袋，一日2次。	丸剂：基药，医保 颗粒剂：药典，基药，医保
	四逆散	透解郁热，疏肝理脾。	用于热厥手足不温，脘腹胁痛，泄痢下重。	开水冲泡或炖服。一次9g，一日2次。	药典，医保
	痛泻宁颗粒	柔肝缓急，疏肝行气，理脾运湿。	用于肝气犯脾所致的腹痛、腹泻、腹胀、腹部不适等症，肠易激综合征（腹泻型）等见上述证候者。	口服。一次5g，一日3次。	
脾肾阳虚证	固本益肠片	健脾温肾、涩肠止泻。	用于脾肾阳虚所致的泄泻，症见腹痛隐隐、腹泻、大便清稀或有黏液及黏液血便、食少腹胀、腰酸乏力、形寒肢冷、舌淡苔白、脉虚；慢性肠炎见上述证候者。	口服。一次8片，一日3次，小儿酌减或遵医嘱。30天为一个疗程，连服二至三个疗程。	药典，医保

证型	药物名称	功能	主治病证	用法用量	备注
脾肾阳虚证	四神丸（片）	温肾散寒、涩肠止泻。	用于肾阳不足所致的泄泻，症见肠鸣腹胀、五更泄泻、食少不化、久泻不止、面黄肢冷。	丸剂：口服。一次9g，一日1～2次。片剂：口服。一次4片，一日2次。	丸剂：药典，基药，医保 片剂：药典，基药，医保
	肉蔻四神丸	温中散寒，补脾止泻。	用于大便失调，黎明泻泄，肠泻腹痛，不思饮食，面黄体瘦，腰酸腿软。	口服。一次6g，一日2次。	
	附子理中丸（片）	温中健脾。	用于脾胃虚寒，脘腹冷痛，呕吐泄泻，手足不温。	丸剂：口服。大蜜丸一次1丸，一日2～3次；水蜜丸一次6g，一日2～3次；浓缩丸一次8～12丸，一日3次。片剂：口服。一次6～8片，一日1～3次。	丸剂：药典，基药，医保 片剂：基药，医保
	理中丸	温中散寒，健胃。	用于脾胃虚寒呕吐泄泻、胸满腹痛、消化不良。	丸剂：口服。大蜜丸一次1丸，一日2次，小儿酌减；浓缩丸一次8丸，一日3次。	丸剂：药典，基药，医保

便　秘

便秘是临床常见病与多发病，以大便排出困难，粪质干燥坚硬，秘结不通，艰涩不畅，排便次数减少或排便间隔时间延长，或虽有便意而排便无力、粪便不干亦难排出为主要临床表现，主要包括功能性便秘（functional constipation，FC）、便秘型肠易激综合征（irritable bowel syndrome of constipation type，IBS-C）、各种原因引起的肠黏膜应激能力减弱，或因直肠、肛周疾病，神经性疾病，慢性消耗性疾病，内分泌代谢疾病，结缔组织性疾病，药物作用，精神因素，医源性因素等而出现的便秘。便秘可发生于任何年龄，无明显季节性。我国患病率约在10%～15%之间，男女比约1:5，人群中约有50%以上的人曾受到便秘的困扰。随着饮食结构的改变、精神心理和社会因素的影响以及社会老龄化程度的加快，便秘发病率呈逐年上升的趋势。近年来研究表明便秘的患病率随年龄的增大而增加，60岁以上的老年人患病率更高，精神因素是主要的高危因子之一。便秘在结肠癌、肝性脑病、乳腺疾病、早老性痴呆等疾病的发病中起着重要作用；也是急性心肌梗死、脑血管意外等疾病的重要诱因之一。此外，便秘还可并发直肠炎、肛裂、痔、肠梗阻、胃肠神经功能紊乱等。

西医学认为便秘是由多种病因引起的常见病症，如胃肠道疾病、累及消化道的系统性疾病，不少药物（如可待因、吗啡、铁剂、抗抑郁药、抗胆碱药等）也可引起便秘。罗马标准中功能性胃肠疾病和慢性便秘有关的病症包括功能性便秘、盆底排便障碍及便秘型肠易激综合征（IBS-C）。其中，功能性便秘需除外器质性病因以及药物因素，根据结肠动力学特点可分为慢传输型便秘（slow transit constipation，STC）、出口阻塞型便秘

（ functional outlet obstruction constipation，FOOC ）和混合型便秘（ combination of STC and FOOC，CSOC ）；而盆底排便障碍除符合功能性便秘的诊断标准外，需具备盆底排便障碍的客观依据。便秘型 IBS 的便秘和腹痛或腹部不适相关，且腹痛或不适与排便相关或伴有排便习惯改变及排便异常。与胃肠动力障碍相关的便秘还有 Ogilvie 综合征（ 急性结肠假性梗阻症 ）、先天性巨结肠、肛门括约肌失弛缓症等，临床较为少见。

现代医学临床常根据病情酌情采用药物疗法、生物反馈训练等物理疗法和手术治疗几个方面。其中药物治疗主要包括泻剂（ 膨胀性泻剂、渗透性泻剂、润滑性泻剂、刺激性泻剂等 ）、促动力剂、微生态制剂等。至于因肠道或肠道临近脏器的肿瘤压迫，或其它腹腔内疾病并发的便秘，主要应针对原发病进行治疗。

本病中医亦称之为"便秘"，又常可辨证分为"热秘"、"气秘"、"冷秘"、"虚秘"等证，是由于热结、气滞、寒凝、气血阴阳亏虚引起肠道传导失司而导致的肠道疾病。

一、中医病因病机分析及常见证型

中医认为便秘一证，病位在大肠，虽为腑病，然与其它脏腑、气血津液关系密切。凡是影响大肠的传导功能，或引起糟粕传化失常的因素，皆可造成便秘。便秘发病的原因有饮食不节、情志失调、外邪犯胃、禀赋不足等。主要由于热结、气滞、寒凝、气血阴阳亏虚引起肠道传导失司所致。

便秘的辨证当分清虚实，实者包括热秘、气秘和冷秘，虚者当辨气虚、血虚、阴虚和阳虚的不同。

二、辨证选择中成药

1. 实秘

（1）热秘证

【临床表现】大便干结，腹部胀满，甚则疼痛拒按；小便短赤，面红心烦，或有身热，口干口臭，舌苔黄燥，脉滑实。甚则舌质红赤，舌苔黄腻或黄燥，焦黑燥裂，脉滑实有力。或兼见身体壮热，戢然汗出，不恶寒而恶热，重者可见神昏谵语的燥热腑实之征。

【辨证要点】大便干结，腹部胀满，小便短赤，面红心烦，或有身热，舌苔黄燥，脉滑实。

【病机简析】肠腑燥热，津伤便结。素体阳盛，或喜食辛辣燥热，好食肥甘厚味，或过饮烈酒，多服温热滋补之品，或外感热证，热邪伤肺，肺胃之津不能下达大肠，致使胃肠积热，耗伤津液，肠道干涩，故大便秘结。热盛于内，积热上蒸，故见面红身热、口干烦渴；热移膀胱，故见小便短赤。舌苔黄燥，脉象滑实为热结津伤之象。

【治法】清热润肠，攻下通便。

【辨证选药】可选清宁丸、新清宁片（胶囊）、三黄胶囊（片）、牛黄解毒丸（胶囊、软胶囊、片）、复方芦荟胶囊、麻仁润肠丸（软胶囊）、麻仁胶囊（软胶囊、丸）、通便宁片、当归龙荟丸、六味安消胶囊（散）、黄连上清丸（颗粒、胶囊、片）、牛黄上清丸（胶囊、片）、一清颗粒（胶囊）、通幽润燥丸。

此类药物的组方多以大黄、石膏、黄芩、火麻仁、杏仁、枳实、厚朴、陈皮、白芍等药物组成，可发挥良好的泄热、润肠、通便的作用。

（2）气秘证

【临床表现】大便干结或不干，排便不畅，欲解不得；兼见胸胁胀满，少腹作胀，嗳气频作，肠鸣矢气，胁腹痞闷胀痛，或郁郁寡欢，心烦失眠，或呕吐上逆，或咳嗽气喘，妇女常见月经不调，乳房胀痛，随情绪变化病情有所增减；舌淡红，苔白，脉弦。

【辨证要点】大便干结或不干，排便不畅，嗳气频作，肠鸣矢气。

【病机简析】肝脾气滞，腑气不通。若情志不畅，忧愁多虑，气郁不畅，肝失条达，气机阻塞，肝木侮土，胃肠失和。气郁化火，腑气不通，浊气不降，大肠气机不畅，传导不利而致便秘。气滞于内，故见胸胁满闷，脘腹胀痛；腑气不降，故见肠鸣矢气，排便不畅；苔白脉细弦为气滞之象。

【治法】顺气导滞。

【辨证选药】可选木香槟榔丸、木香顺气丸（颗粒）、沉香化滞丸、开胸顺气丸（胶囊）、枳实导滞丸。

此类中成药多以木香、陈皮、香附、大黄、枳壳、厚朴等药物组成，有良好行气导滞，泄热通便的作用。

（3）冷秘证

【临床表现】大便秘结涩滞，大便干或不干，排出困难；面色㿠白，时作眩晕心悸，甚则腹中冷痛，喜热怕冷，小便清长，面色青淡，畏寒肢冷，或腰脊冷重。舌质淡，苔白润，脉沉迟。

【辨证要点】大便秘结涩滞，腹痛拘急，畏寒肢冷，舌质淡，苔白润，脉沉迟。

【病机简析】阴寒内盛，凝滞胃肠。多因外感阴寒之邪，或内伤久病，阳气耗伤，或过服生冷寒凉、伐伤阳气，阴寒内盛所致。寒凝于内，糟粕固于肠间，而失去正常传导，故见排便困难，发为冷秘。阴寒内盛，温煦失权，故见小便清长，喜热怕冷，少腹冷痛。舌淡苔白润，脉沉迟为寒凝之征。

【治法】温阳通便。

【辨证选药】可选半硫丸。

此类中成药由半夏和硫磺组成，半夏和胃而通阴阳，硫磺益火消阴，润肠滑便，共收温肾通便的作用。

2. 虚秘

（1）气虚证

【临床表现】大便干结如栗或并不干燥，但便秘难解，排便困难，临厕努挣乏力，挣则汗出气短，便后疲惫，平素神疲气怯，四肢无力，肢倦懒言，面色㿠白，纳差食少，舌淡苔白，或舌体胖大，边有齿痕，脉虚无力。

【辨证要点】大便干结如栗或并不干燥，但便秘难解，排便困难，临厕努挣乏力，挣则汗出气短，便后疲惫。

【病机简析】一身之气皆属于肺，肺气虚弱，全身之气虚弱，脏腑之气衰微；脾气虚弱，运化无权，水谷精气不能输布全身；肺脾两气虚弱，致大肠的动力不足，使肠内容物停留阻滞，出现便秘。

【治法】益气润肠。

【辨证选药】可选便秘通、枳术丸（颗粒）、胃肠复元膏。

此类药物常用黄芪、太子参、白术健脾益气，枳壳、木香等理气，大黄泄热通便，从而达到益气通便的作用。

（2）血虚证

【临床表现】大便干燥，秘结不通，数日一行，头晕目眩，心悸失眠，多梦健忘，面色淡白或萎黄无华，唇甲色淡，舌质淡，苔白少津，脉细涩或弱。

【辨证要点】大便干燥，头晕目眩，心悸失眠，多梦健忘，面色无华。

【病机简析】血能营养和滋润全身，给全身脏腑组织器官以充分的营养。血的生成不足和持久过度的耗损使其滋润和营养作用减弱，致全身血虚，肠失濡养，使肠壁枯衰，传导乏力，出现便秘。

【治法】养血润肠。

【辨证选药】可选通便灵胶囊、麻仁滋脾丸。

此类药物常用当归、白芍养血润燥，大黄、番泻叶等泄热通便，配合厚朴、枳实行气导滞，以发挥养血润燥、润肠通便之功。

（3）阴虚证

【临床表现】大便干结，状如羊屎，五心烦热，口干少津，形体消瘦，颧红面赤，眩晕耳鸣，心悸怔忡，腰膝酸软。舌红少津，苔少、剥苔或光滑无苔，脉细数。

【辨证要点】大便干结，状如羊屎，颧红面赤，五心烦热，舌红少苔，脉细数。

【病机简析】津液有滋润和营养的功能，津液的生成、输布和排泄与肺、脾、肾关系密切，肺、脾、肾三脏的生理功能失调，津液的生成、输布和排泄就会出现病理变化，津液亏损，肠液减少，肠失濡养，肠的传导失常而成便秘。

【治法】滋阴补肾，润肠通便。

【辨证选药】可选五仁润肠丸、搜风顺气丸。

此类药物常用火麻仁、郁李仁、柏子仁等润肠通便，当归养血通便，地黄滋肾养血，熟大黄泄热缓下，共奏滋阴养血，润肠通便的作用。

（4）阳虚证

【临床表现】 大便干或不干，排出困难，小便清长，面色㿠白，四肢不温，腹中冷痛，或腰膝酸冷，舌淡苔白，脉沉迟。

【辨证要点】 大便干或不干，四肢不温，舌淡苔白，脉沉迟。

【病机简析】 阳气具有温养全身组织、维护脏腑功能的作用。素体阳虚，或过食寒凉之品，过服苦寒之药，使阳气更虚，真阳受损；年老体弱者，肾阳虚衰，下焦失养，温煦失职，津液不能蒸发，肠内失养，推动乏力，虚寒内盛，便难固涩。

【治法】 温阳通便。

【辨证选药】 可选苁蓉通便口服液。

此类药物常用肉苁蓉温肾助阳，润肠通便，何首乌滋阴养血，佐以枳实行气破结，以发挥滋阴、温阳、润肠通便的作用。

三、用药注意

临床选药必须以辨证论治的思想为指导，针对不同证型，选择与其相对证的药物，才能收到较为满意的疗效。另外，若表证未解，里实虽成，亦不可纯用泻下剂，以防表邪随下法内陷而变生他证，应权衡表证与里实证之轻重缓急，方能切合病情。患者如正在服用其他药品，应当告知医师或药师。服药期间应注意调理饮食，合理膳食，以清淡为主，多吃粗纤维的食物及水果，勿过食辛辣厚味或饮酒无度。服药期间，嘱患者每早按时登厕，养成定时排便的习惯。还要保持心情舒畅，加强身体锻炼，特别是腹肌的锻炼，有利于胃肠功能的改善。药品贮藏宜得当，存于阴凉干燥处，药品性状发生改变时禁止服用。药品必需妥善保管，放在儿童不能接触的地方，以防发生意外。儿童若需用药，务请咨询医师，并必须在成人的监护下使用。对于具体药品的饮食禁忌、配伍禁忌、妊娠禁忌、证候禁忌、病证禁忌、特殊体质禁忌、特殊人群禁忌等，各药品具体内容中均有详细介绍，用药前务必仔细阅读。

附一

常用治疗便秘的中成药药品介绍

（一）热秘证常用中成药品种

清宁丸

【处方】大黄、黄酒、厚朴（姜制）、陈皮、香附（醋制）、桑叶、车前草、白术（炒）、法半夏、绿豆、黑豆、麦芽、桃枝、牛乳、侧柏叶。

【功能与主治】泄热通腑。用于咽喉肿痛，口舌生疮，头晕耳鸣，目赤牙痛，腹中胀满，大便秘结。

【用法与用量】口服。一次1丸，一日1～2次。温开水送服。

【禁忌】孕妇忌用。

【注意事项】

1. 忌烟、酒及辛辣食物。

2. 不宜在服药期间同时服用滋补性中药。

3. 有高血压、心脏病、肝病、糖尿病、肾病等慢性病严重者应在医师指导下服用。

4．服药后大便次数增多且不成形者，应酌情减量。

5．儿童、哺乳期妇女、年老体弱及脾虚便溏者应在医师指导下服用。

【规格】 蜜丸，每丸重9g。

【贮藏】 密封。

【临床报道】 选择产后发热产妇，证属郁热内火病例178例，应用清宁丸治疗，结果示体温降至正常最快者服药后1天，最长者3天，大便通畅，小便转为清长，内热火盛之象逐渐消失[1]。

【参考文献】

[1] 胡一萍.清宁丸在产褥热中的应用 [J].杭州科技双月刊，1997：29.

新清宁片（胶囊）

【处方】 熟大黄。

【功能与主治】 清热解毒，活血化瘀，缓下。用于内结实热，喉肿，牙痛，目赤，便秘，下痢，感染性炎症，发热等。

【用法与用量】

片剂：口服。一次3～5片，一日3次；必要时可适当增量；学龄前儿童酌减或遵医嘱；用于便秘临睡前服5片。

胶囊：口服。一次3～5粒，一日3次。用于便秘临睡前服5粒。

【注意事项】

1．忌烟、酒及辛辣、油腻食物。

2．心脏病、肝病、糖尿病、肾病等慢性病患者应在医师指导下服用。

3．服药后大便次数每日 2 ~ 3 次者，应减量；每日 3 次以上者，应停用并向医师咨询。

【规格】

片剂：每片重 0.3g。

胶囊：每粒装 0.3g。

【贮藏】 密封。

三黄胶囊（片）

【处方】 大黄、盐酸小檗碱、黄芩浸膏。

【功能与主治】 清热解毒，泻火通便。用于三焦热盛所致的目赤肿痛，口鼻生疮，咽喉肿痛，牙龈肿痛，心烦口渴，尿黄便秘。

【用法与用量】

胶囊：口服。一次 2 粒，一日 2 次。

片剂：口服。一次 4 片，一日 2 次，小儿酌减。

【不良反应】 偶有恶心、呕吐、皮疹和药热，停药后可消失。

【禁忌】

1．孕妇忌用。

2．溶血性贫血患者及葡萄糖 -6- 磷酸脱氢酶缺乏患者禁用。

【注意事项】

1．忌烟、酒及辛辣食物。

2．不宜在服药期间同时服用滋补性中药。

3．有高血压、心脏病、糖尿病、肝病、肾病等慢性病严重者应在医师指导下服用。

4．服药后大便次数增多且不成形者，应酌情减量。

5．该品含盐酸小檗碱，儿童、哺乳期妇女、年老体弱及脾虚便溏者应在医师指导下使用。

【规格】

胶囊：每粒装 0.4g。

片剂：每片重 0.25g。

【贮藏】 密封。

【药理毒理】 王林等[1] 研究了三黄片的药理作用，结果一定剂量的三黄片药液可使小鼠小肠推进运动加速，并有明显的致泻和抗菌作用，认为解热和抑菌作用稍强于片剂，小肠推进实验和片剂相当。

【参考文献】

[1] 王林，郭典胜，李迎春，等 . 三黄片对胃肠运动、抗炎抑菌作用的研究 [J]. 中成药，1992，14（6）：30.

牛黄解毒丸（胶囊、软胶囊、片）

【处方】 人工牛黄、雄黄、石膏、大黄、黄芩、桔梗、冰片、甘草。

【功能与主治】 清热解毒。用于火热内盛，咽喉肿痛，牙龈肿痛，口舌生疮，目赤肿痛。

【用法与用量】

丸剂：口服。规格（1）大蜜丸，一次 1 丸，规格（2）水蜜丸，一次 2g，一日 2 ～ 3 次；规格（3）水丸，一次 2g，一日3 次。

胶囊：口服。一次 3 粒，一日 2 ～ 3 次。

软胶囊：口服。一次 4 粒，一日 2 ～ 3 次。

片剂：口服。规格（1）一次3片，规格（2）一次2片，一日2～3次。

【禁忌】 孕妇、脾胃虚寒者禁服。

【注意事项】

1．忌烟酒及辛辣食物。

2．不宜在服药期间同时服用滋补性中药。

【规格】

丸剂：（1）每丸重3g，（2）每100丸重5g，（3）每袋装4g。

胶囊：每粒0.3g。

软胶囊：每粒装0.4g。

片剂：（1）每片重0.25g，（2）每片重0.3g。

【贮藏】 密封。

复方芦荟胶囊

【处方】 芦荟、青黛、朱砂、琥珀。

【功能与主治】 清肝泻热，润肠通便，宁心安神。用于心肝火盛，大便秘结，腹胀腹痛，烦躁失眠。

【用法与用量】 口服。一次1～2粒，一日1～2次。

【禁忌】 孕妇禁用。

【注意事项】

1．忌烟酒及辛辣、油腻食物。

2．服药后大便次数增多且不成形者，应酌情减量。

3．儿童、哺乳期妇女、肝肾功能不全、年老体弱及脾虚便溏者应在医师指导下服用。

4．本品含朱砂，严格按用法用量服用，且不宜长期服用。

【规格】 每粒装 0.5g。

【贮藏】 密封，置凉暗处。

【药理毒理】 本品有通便、促进肠推进的作用。

本品 0.35g/kg 灌胃给药，可提高阿托品所致胃肠运动障碍小鼠的肠推进率；0.35g/kg 和 0.70g/kg 灌胃给药，可增加失水致便秘小鼠和复方地芬诺酯致便秘小鼠排黑便粒数和排便率[1]；0.80g/kg 灌胃给药，可提高正常小鼠炭末推进百分率，明显促进小肠的推进作用；并可改善正常小鼠粪便性状，增加湿便颗粒数；0.80g/kg 灌胃给药，可缩短燥结型便秘小鼠排便时间，增加排便粒数和排便重量[2]。

【参考文献】

[1] 解欣然，洪缨，樊江波．复方芦荟胶囊药理作用的实验研究 [J]．中国实验方剂学杂志，2007，13（11）：47-49．

[2] 葛海侠，牟孝硕，安宁飞，等．复方芦荟胶囊通便作用的研究 [J]．沈阳药科大学学报，2002，19（6）：430-432，442．

麻仁润肠丸（软胶囊）

【处方】 火麻仁、炒苦杏仁、大黄、木香、陈皮、白芍。

【功能与主治】 润肠通便。用于肠胃积热，胸腹胀满，大便秘结。

【用法与用量】

丸剂：口服。规格（1）大蜜丸，一次 1～2 丸；规格（2）小蜜丸，一次 1～2 袋；规格（3）水蜜丸，一次 3.2～6.4g，一日 2 次。

软胶囊：口服。一次 8 粒，一日 2 次，年老、体弱者酌情减量使用。

【禁忌】孕妇禁用。

【注意事项】

1．饮食宜清淡，适当多食含纤维素丰富的食物，忌酒及辛辣食物。

2．本品属于泻下剂，体虚者和老年人不宜长期服用，以免耗伤正气。

3．儿童、哺乳期妇女慎用。

4．不宜在服药期间同时服用滋补性中药。

【规格】

丸剂：（1）每丸重6g，（2）每袋装6g，（3）每10粒重1.6g。

软胶囊：每粒装0.5g。

【贮藏】密封。

【药理毒理】本品有通便、促进肠运动等作用。

本品8.0g/kg灌胃给药，可增加正常小鼠和复方地芬诺酯所致便秘模型小鼠排便次数和排稀便动物数[1]。

【参考文献】

[1] 万锦洲，陈世明，马锦星.麻仁润肠软胶囊的药效学研究[J].时珍国医国药，1994，5（3）：17.

麻仁胶囊（软胶囊、丸）

【处方】麻仁、熟大黄、苦杏仁、白芍（炒）、枳实（炒）、厚朴（姜制）。

【功能与主治】润肠通便。用于肠热津亏所致的便秘，症见大便干结难下、腹部胀满不舒；习惯性便秘见上述证候者。

【用法与用量】

胶囊：口服。一次 2 ~ 4 粒，早、晚各 1 次，或睡前服用。

软胶囊：口服。一次 3 ~ 4 粒，早、晚各 1 次，急用时一次 2 粒。小儿服用减半，并搅拌溶解在开水中加适量蜂蜜后服用。

丸剂：口服。水蜜丸一次 6g，小蜜丸一次 9g，大蜜丸一次 1 丸，一日 1 ~ 2 次。

【禁忌】 孕妇禁用。

【注意事项】

1. 饮食宜清淡，适当多食具有润肠作用的食物，忌酒及辛辣食物。

2. 本品含大黄制剂，不宜久用，以免出现大肠黑变病。

3. 虚寒性便秘者不宜服用。

【规格】

胶囊：每粒装 0.35g。

软胶囊：每粒装 0.6g。

丸剂：水蜜丸，每袋装 6g；小蜜丸，每瓶装 60g；大蜜丸，每丸重 9g。

【贮藏】 密封。

【药理毒理】 本品有通便和促进肠道运动的作用。

· **通便作用**　麻仁丸及软胶囊能增加正常小鼠和燥结型便秘模型小鼠的粪便粒数和粪便重量[1, 2]。

· **促进肠道运动作用**　麻仁丸及软胶囊能提高小鼠小肠和大肠炭末推进百分率。十二指肠给药能增强家兔在体肠管收缩的最大振幅和平均振幅，体外试验能明显增加豚鼠离体回肠的收缩频率和收缩强度[2, 3]。

·**其他作用** 麻仁丸能降低术后腹腔粘连模型小鼠粘连程度，增加家兔肠系膜前动脉血流量[4]。

【参考文献】

[1] 陈光亮，樊彦，王钦茂，等.麻仁乳剂与麻仁丸的通便作用 [J].安徽中医学院学报，1997，16（2）：52.

[2] 郭建生，蒋孟良，彭芝配，等.麻仁软胶囊通便作用的实验研究 [J].中国中药杂志，1993，18（4）：236.

[3] 彭芝配，蒋孟良，郭建生，等.麻仁丸与果导片润肠通便药理作用的实验研究 [J].湖南中医学院学报，1992，12（3）：44.

[4] 王德明.麻仁丸抗腹部手术后腹腔粘连作用的研究 [J].药学进展，2000，（1）：43.

通便宁片

【处方】番泻叶干膏粉、牵牛子、砂仁、白豆蔻。

【功能与主治】宽中理气，泻下通便。用于实热便秘，症见腹痛拒按、腹胀纳呆、口干口苦、小便短赤、舌红苔黄、脉弦滑数。

【用法与用量】口服。一次4片，一日1次，如服药8小时后不排便再服一次，或遵医嘱。

【禁忌】孕妇、完全肠梗阻者禁用。

【注意事项】

1．初次服用者及便秘轻症者一次服1～2片，较重痔疮患者慎用或遵医嘱。

2．体虚者忌长服、久服。少数患者服药后，因肠蠕动加强，排便前有腹痛感，排便后自然缓解。

【规格】每片重0.48g。

【贮藏】密封，防潮，避光。

当归龙荟丸

【处方】当归（酒炒）、龙胆（酒炒）、芦荟、青黛、栀子、黄连（酒炒）、黄芩（酒炒）、黄柏（盐炒）、大黄（酒炒）、木香、麝香。

【功能与主治】泻火通便。用于肝胆火旺，心烦不宁，头晕目眩，耳鸣耳聋，胁肋疼痛，脘腹胀痛，大便秘结。

【用法与用量】口服。一次6g，一日2次。

【禁忌】孕妇禁用。

【注意事项】

1．忌烟、酒及辛辣食物。

2．不宜在服药期间同时服用滋补性中药。

3．服药后大便次数增多且不成形者，应酌情减量。

【规格】每100粒重6g。

【贮藏】密封。

【药理毒理】本品具有通便、推进小肠运动的作用，同时具有吸收大肠水分的作用。

·**通便、推进小肠运动** 本品4g生药/kg灌胃给药，可明显缩短小鼠排便时间，增加排便总粒数；4g生药/kg灌胃，可明显提高小鼠小肠推进度，增强肠蠕动[1]。

·**吸收大肠水分** 4g生药/kg灌胃，可对大鼠大肠水分的吸收具有明显的抑制作用，从而有效地促进粪便的湿润[1]。

【参考文献】

[1] 李心．当归龙荟丸主要药效学研究 [J]. 首都医药：61-62.

六味安消散（胶囊）

本品系蒙古族、藏族验方。

【处方】藏木香、大黄、山奈、北寒水石（煅）、诃子、碱花。

【功能与主治】和胃健脾，消积导滞，活血止痛。用于脾胃不和、积滞内停所致的胃痛胀满、消化不良、便秘、痛经。

【用法与用量】

散剂：口服。规格（1）、（2）一次 1.5 ~ 3g,一日 2 ~ 3 次。

胶囊：口服。一次 3 ~ 6 粒，一日 2 ~ 3 次。

【禁忌】小儿及孕妇禁用。

【注意事项】

1．不适用于久病体虚的胃痛患者。

2．高血压、心脏病、肾脏病、浮肿患者，应在医师指导下服用。

【规格】

散剂：（1）每袋装 1.5g，（2）每袋装 18g。

胶囊：每粒装 0.5g。

【贮藏】密封，防潮。

【药理毒理】本品有通便、促进肠运动作用。本品 2g/kg 灌胃给药，可提高正常豚鼠炭末推进率，促进小肠的推进作用[1]。

【临床报道】六味安消胶囊治疗慢性功能性便秘患者 46 例。在 2 周治疗期内，治疗组予六味安消胶囊，3 次 /d，3 粒 / 次，试验表明，随访后 28 d，治疗组无排便困难者明显多于对照组；两组每周大便次数和胃肠通过时间（GITT）治疗后 14d 与治疗前自身比较有明显改善[2]。

【参考文献】

[1] 赵平，罗金燕，董蕾，等.六味安消胶囊及其组分对豚鼠结肠黑变及动力学影响[J].中华消化杂志，2006，26（5）：327-329.

[2] 罗金燕，牛春燕，柯美云，等.六味安消胶囊治疗慢性功能性便秘的多中心临床研究[J].中华消化杂志，2004，24（5）：297-298.

黄连上清丸（颗粒、胶囊、片）

【处方】 黄连、栀子（姜制）、连翘、炒蔓荆子、防风、荆芥穗、白芷、黄芩、菊花、薄荷、酒大黄、黄柏（酒炒）、桔梗、川芎、石膏、旋覆花、甘草。

【功能与主治】 散风清热，泻火止痛。用于风热上攻、肺胃热盛所致的头晕目眩、暴发火眼、牙齿疼痛、口舌生疮、咽喉肿痛、耳痛耳鸣、大便秘结、小便短赤。

【用法与用量】

丸剂：口服。规格（1）大蜜丸，一次1～2丸；规格（2）水蜜丸，一次3～6g；规格（3）水丸，一次3～6g，一日2次。

颗粒剂：口服。一次2g，一日2次。

胶囊：口服。规格（1）一次4粒，规格（2）一次2粒，一日2次。

片剂：口服。规格（1）、（2）一次6片，一日2次。

【禁忌】

1. 孕妇禁用。

2. 脾胃虚寒者禁用。

【注意事项】

1．忌烟、酒及辛辣食物。

2．不宜在服药期间同时服用滋补性中药。

3．有高血压、心脏病、糖尿病、肝病、肾病等慢性病严重者应在医师指导下服用。

【规格】

丸剂：（1）每丸重 6g，（2）每 40 丸重 3g，（3）每袋装 6g。

颗粒剂：每袋装 2g。

胶囊：（1）每粒装 0.3g，（2）每粒装 0.4g。

片剂：（1）薄膜衣片每片重 0.31g，（2）糖衣片片芯重 0.3g。

【贮藏】 密封。

【药理毒理】 本品有通便、促进小肠推进运动作用。

用本品 10g/kg 和 20g/kg 灌胃给药，可提高小鼠小肠炭末推进率，对肠运动有显著的推进作用 [1]。

【参考文献】

[1] 田军，蒋珠芬，杨士友．黄连上清胶囊药理作用研究 [J]．中药药理与临床，1998，514（2）：9-11.

牛黄上清丸（胶囊、片）

【处方】 人工牛黄、薄荷、菊花、荆芥穗、白芷、川芎、栀子、黄连、黄柏、黄芩、大黄、连翘、赤芍、当归、地黄、桔梗、甘草、石膏、冰片。

【功能与主治】 清热泻火，散风止痛。用于热毒内盛、风火上攻所致的头痛眩晕、目赤耳鸣、咽喉肿痛、口舌生疮、牙龈肿痛、大便燥结。

【用法与用量】

丸剂：口服。规格（1）大蜜丸，一次1丸；规格（2）水丸，一次3g；规格（3）水蜜丸，一次4g，一日2次。

胶囊：口服。一次3粒，一日2次。

片剂：口服。规格（1）、（2）、（3）一次4片，一日2次。

【注意事项】

1. 忌烟、酒及辛辣食物。

2. 不宜在服药期间同时服用滋补性中药。

3. 有高血压、心脏病、肝病、糖尿病、肾病等慢性病严重者应在医师指导下服用。

4. 服药后大便次数增多且不成形者，应酌情减量。

5. 孕妇慎用，儿童、哺乳期妇女、年老体弱及脾虚便溏者应在医师指导下服用。

6. 大蜜丸服用前应除去蜡皮、塑料球壳。

【规格】

丸剂：（1）每丸重6g，（2）每16粒重3g，（3）每100粒重10g。

胶囊：每粒装0.3g。

片剂：（1）糖衣基片重0.25g，（2）薄膜衣片每片重0.265g，（3）每片重0.3g。

【贮藏】 密封。

一清颗粒（胶囊）

【处方】 黄连、大黄、黄芩。

【功能与主治】 清热泻火解毒，化瘀凉血止血。用于火毒血热所致的身热烦躁、目赤口疮、咽喉牙龈肿痛、大便秘结、吐血、咯血、衄血、痔血；咽炎、扁桃体炎、牙龈炎见上述证候者。

【用法与用量】

颗粒剂：开水冲服。规格（1）一次 5g，规格（2）一次 7.5g，一日 3～4 次。

胶囊：口服。一次 2 粒，一日 3 次。

【注意事项】

1．忌烟、酒及辛辣、油腻食物。

2．心脏病、肝病、糖尿病、肾病等慢性病患者应在医师指导下服用。

3．服药后大便次数每日 2～3 次者，应减量；每日 3 次以上者，应停用并向医师咨询。

【规格】

颗粒剂：（1）每袋装 5g，（2）每袋装 7.5g。

胶囊：每粒装 0.5g。

【贮藏】 避光，密封保存。

【药理毒理】 本品有抗病毒作用。

一清片 2.55mg（生药）/ml 浓度可抑制 Adv3、Rsv 病毒所致细胞病变，但此浓度仅部分抑制 Adv7 病毒所致细胞病变。说明一清片对 Adv3、Rsv、Adv7 病毒具有一定的抑制作用[1]。

【参考文献】

[1] 包旭，胡开华，邱练芬 . 一清片的体外抗病毒作用 [J]. 中药药理与临床，2001，17（4）：33-34.

通幽润燥丸

【处方】 枳壳（去瓤麸炒）、木香、厚朴（姜炙）、桃仁（去皮）、红花、当归、苦杏仁（去皮炒）、火麻仁、郁李仁、熟地黄、地黄、黄芩、槟榔、熟大黄、大黄、甘草。

【功能与主治】 清热导滞，润肠通便。用于胃肠积热、幽门失润引起的脘腹胀满、大便不通。

【用法与用量】 口服。一次 1～2 丸，一日 2 次。

【禁忌】 孕妇禁用。

【注意事项】

1．服药期间忌食生冷、辛辣、油腻之物。

2．服药后症状无改善，或症状加重，或出现新的症状者，应立即停药并到医院就诊。

【规格】 每丸重 6g。

【贮藏】 密封。

（二）气秘证常用中成药品种

木香槟榔丸

【处方】 木香、槟榔、牵牛子（炒）、大黄、芒硝、黄连、黄柏（酒炒）、青皮（醋炒）、香附（醋制）、枳壳（炒）、三棱（醋炙）、莪术（醋炙）、陈皮。

【功能与主治】 行气导滞，泻热通便。用于胃肠积滞，脘腹胀痛，大便不通。

【用法与用量】 口服。一次 3～6g，一日 1～2 次。

【**禁忌**】孕妇禁用。

【**注意事项**】

1．饮食宜清淡，忌酒及辛辣、油腻食物。

2．年老体弱及脾胃虚弱者慎用。

3．体虚非实热证的虚胀及津亏大便燥结者不宜使用。

4．服用后每日大便次数较多者，适当减量。

【**规格**】每袋装6g。

【**贮藏**】密封。

木香顺气丸（颗粒）

【**处方**】木香、枳壳（炒）、陈皮、香附（醋制）、槟榔、苍术（炒）、砂仁、厚朴（制）、甘草、青皮（炒）。

【**功能与主治**】行气化湿，健脾和胃。用于湿浊阻滞气机，胸膈痞闷，脘腹胀痛，呕吐恶心，嗳气纳呆。

【**用法与用量**】

丸剂：口服。一次6～9g，一日2～3次。

颗粒剂：口服。一次1袋，一日2次。

【**注意事项**】

1．孕妇慎用。

2．忌生冷、油腻食物。

3．本药宜空腹用温开水送服。

4．本药由香燥之品组成，如遇口干舌燥、手足心发热的阴液亏损者慎用。

【**规格**】

丸剂：每袋装6g。

颗粒剂：每袋装 15g。

【贮藏】密封，防潮。

沉香化滞丸

【处方】枳实、山楂、黑牵牛子、枳壳、陈皮、五灵脂、香附、厚朴、莪术、砂仁、三棱、木香、青皮、大黄、沉香。

【功能与主治】行气和中，破积导滞，消痞除满。用于积滞内停，面黄肌瘦，烦躁多啼，夜卧不宁，不思饮食，呃噫食臭或呕吐酸馊乳食，脘腹痞满胀痛，小便短赤，大便酸臭或溏薄，食已即吐，嗳气厌食。

【用法与用量】口服。成人每次服 6g，一日 2 次。7 岁以上小儿服成人 1/2 量，3 ~ 7 岁服成人 1/3 量。温开水送服。

【禁忌】孕妇禁用。

【注意事项】

1．忌食生冷、油腻、不易消化食物。

2．年老体弱及大便溏泻者不宜服本药。

3．妇女患有功能性子宫出血，或平素月经量多者，不宜服用本药。

4．不宜与含有人参成份药物同时服。

【规格】水丸，每袋装 6g。

【贮藏】密封，防潮。

开胸顺气丸（胶囊）

【处方】槟榔、牵牛子（炒）、陈皮、木香、厚朴（姜制）、三棱（醋制）、莪术（醋制）、猪牙皂。

【功能与主治】消积化滞，行气止痛。用于饮食内停，气郁不舒导致的胸胁胀满、胃脘疼痛、嗳气呕恶、食少纳呆。

【用法与用量】

丸剂：口服。一次 6g，一日 1～2 次。

胶囊：口服。一次 3 粒，一日 2 次。

【禁忌】孕妇禁用。

【注意事项】

1．忌生冷、油腻食物。

2．年老体弱者慎用。

【规格】

丸剂：水丸，每袋装 6g。

胶囊：每粒装 0.35g。

【贮藏】密封，防潮。

枳实导滞丸

【处方】枳实（炒）、大黄、黄连（姜汁炒）、黄芩、六神曲（炒）、白术（炒）、茯苓、泽泻。

【功能与主治】消积导滞，清利湿热。用于饮食积滞、湿热内阻所致的脘腹胀痛、不思饮食、大便秘结、痢疾里急后重。

【用法与用量】口服。一次 6～9g，一日 2 次。

【禁忌】孕妇禁用。

【注意事项】

1．过敏体质者慎用。

2．高血压、心脏病、肾脏病等严重者慎用，应在医师指导下服用。

3．服药期间，建立良好饮食习惯，忌暴饮暴食及偏食；饮食宜清淡，忌食生冷、油腻、辛辣、难消化的食品，以免加重病情。

4．服药期间，要舒畅情志，忌忧思恼怒，防忧郁，以免加重病情。

【规格】 水丸，每袋装6g。

【贮藏】 密封，防潮。

【药理毒理】 本品有通便、促进胃排空和小肠推进的作用。以本品2.6g/kg灌胃给药，可明显降低胃内残留率，升高小肠推进率[1]。

【临床报道】 周氏报道了枳实导滞丸治疗慢性便秘31例的临床效果。治疗组予枳实导滞丸，每日1～2次，每次3～6g；对照组应用果导片，每次2片，每日1～2次。两组服药时间平均为5天。治疗组服药后其中显效25例，有效3例，有效率90%；对照组服药后，其中显效12例，有效8例，有效率约70%。两组疗效经统计学处理，$P < 0.05$，有显著意义[2]。

【参考文献】

[1] 李媛，董乃娥，郭玉成．枳实导滞丸对小鼠胃排空和小肠推进的影响 [J]．承德医学院学报，2008，25（2）：212-213.

[2] 周建扬，钟一棠．枳实导滞丸治疗慢性便秘临床观察 [J]．浙江中医学院学报，1996，20（2）：28.

（三）冷秘证常用中成药品种

半硫丸

【处方】 半夏（姜制）、硫黄（制）。

【功能与主治】 温肾通便。用于大便秘结涩滞，大便干或不干，排出困难，腹中冷痛，喜热怕冷，小便清长，面色青淡，畏寒肢冷。

【用法与用量】 口服。一次 1.5～3g，一日 1～2 次。温开水送服。

【禁忌】 孕妇禁用。

【注意事项】

1．忌食生冷、油腻、不易消化食物。

2．老人气虚、产后血枯、肠胃燥热便秘者，不宜服用。

【规格】 水丸，每 50 粒重约 3g。

【贮藏】 密封，防潮。

【药理毒理】 毒理通过预实验测出半硫丸的半数致死量（LD50），分别给大鼠以 1/10，1/50，1/100 的 LD50 剂量注射，持续 3 个月，结果表明半硫丸大剂量组肝功能与正常组相比有显著差异，肝脏切片毒性损害明显。结论示半硫丸的毒性随着剂量的增大，毒性也呈增长趋势，药物毒性作用的主要靶器官在肝脏[1]。

【参考文献】

[1] 贾春蓉，陈如泉．半硫丸毒性实验研究 [J].浙江中医杂志，2007，42（8）：486-487.

（四）体虚便秘常用中成药品种

1．气虚证

便秘通

【处方】 白术、肉苁蓉（淡）、枳壳。

【功能与主治】 健脾益气，润肠通便。适用于虚性便秘，尤其是脾虚及脾肾两虚型便秘患者，症见大便秘结、面色无华、腹胀、神疲气短、头晕耳鸣、腰膝酸软。

【用法与用量】 口服。一次 20ml，早晚各一次。

【注意事项】

1．服药期间忌食生冷、辛辣、油腻之物。

2．服药后症状无改善，或症状加重，或出现新的症状者，应立即停药并到医院就诊。

【规格】 浸膏剂，每瓶装 20ml。

【贮藏】 密封，置阴凉处（不超过 20℃），避光。

【药理毒理】 本品有促进排便、肠道水分吸收的作用。

·**排便作用** 本品 25.06g/kg 灌胃给药，可增加小鼠排便粒数和粪便重量，并可以软化粪便，有明显促进正常小鼠排便的作用[1]。

·**肠道水分吸收作用** 本品 25.06g/kg 灌胃给药，可显著增加小鼠给药肠段膨胀度，明显增加肠腔水分[1]。

【临床报道】 将 160 例功能性便秘的患者随机分为两组，治疗组 80 例，以便秘通治疗；对照组 80 例，以乳果糖治疗，两组均 30 天为 1 个疗程。治疗组临床总有效率（83.75%）优于对照组的 73.75%（$P < 0.05$）[2]。

【参考文献】

[1] 冯所安，陈创然，沈秀明．便秘通通便作用的药效学研究 [J]．中草药，1996：290-292.

[2] 陆喜荣，徐进康，陶鸣浩．便秘通治疗功能性便秘的临床观察 [J]．光明中医，2012，27（3）：464-465.

枳术丸（颗粒）

【处方】 枳实（炒）、白术（炒）。

【功能与主治】 健脾消食，行气化湿。用于脾胃虚弱，食少不化，脘腹痞满。

【用法与用量】

丸剂：口服。一次 6g，一日 2 次。

颗粒剂：开水冲服。一次 1 袋，一日 3 次，一周为一疗程。

【注意事项】

1. 服药期间忌食生冷、辛辣、油腻之物。

2. 服药后症状无改善，或症状加重，或出现新的症状者，应立即停药并到医院就诊。

【规格】

丸剂：每袋装 6g。

颗粒剂：每袋装 6g。

【贮藏】 密封，防潮。

胃肠复元膏

【处方】 大黄、黄芪、太子参、桃仁、赤芍、枳壳（麸炒）、紫苏梗、木香、莱菔子（炒）、蒲公英。

【功能与主治】 益气活血，理气通下。用于胃肠术后腹胀，胃肠活动减弱，症见体乏气短、脘腹胀满、大便不下；亦可用于老年性便秘及虚性便秘。

【用法与用量】 腹部手术前 1 ~ 3 天：口服，一次 15 ~ 30g，一日 2 次或遵医嘱；术中胃肠吻合完成前：经导管注入远端肠管

40 ~ 60g（用水稀释 2 ~ 3 倍）或遵医嘱；术后 6 ~ 8 小时：口服，一次 20 ~ 30g，一日 2 次，或遵医嘱；老年性便秘：口服，一次 10 ~ 20g，一日 2 次或遵医嘱。

【禁忌】孕妇禁用。

【注意事项】

1．饮食宜清淡，适当多食具有补气养血及润肠作用的食物，忌生冷、辛辣及油腻食物。

2．若胃肠手术后应用本品，应当在医师指导下选择正确时间应用。

3．若服用本品后大便次数过多，应适量减少用药。

4．湿热积滞或气滞等实性便秘者不宜单独应用本品。

【规格】每瓶装 100g。

【贮藏】密封，置阴凉处。

2．血虚证

通便灵胶囊

【处方】番泻叶、当归、肉苁蓉。

【功能与主治】泻热导滞，润肠通便。用于热结血虚便秘，症见长期卧床便秘，一时性腹胀便秘，老年习惯性便秘。

【用法与用量】口服。一次 5 ~ 6 粒，一日 1 次。

【禁忌】孕妇禁用。

【注意事项】

1．服药期间忌食生冷、辛辣、油腻之物。

2．服药后症状无改善，或症状加重，或出现新的症状者，应立即停药并到医院就诊。

【规格】 每粒装 0.25g。

【贮藏】 密封。

【药理毒理】 本品有润肠通便作用。

本品 3g/kg（相当于临床用量的 272 倍）灌胃给药 3 天，可明显缩短小鼠排黑便时间和增加排便数量，具有通便作用[1]。

【临床报道】 应用通便灵胶囊防治格拉司琼所致的便秘 66 例。对照组：格拉司琼注射液 3mg，加入 0.9% 氯化钠注射液 50ml，每日 2 ~ 3 次，治疗 3 天；治疗组：在对照组治疗的基础上，加用通便灵胶囊治疗。治疗组 36 例中，便秘者 5 例，便秘发生率 13.9%；对照组 30 例中，便秘者 12 例，便秘发生率 40.0%，两组经统计学处理，有显著性差异（$P < 0.05$）[2]。

【参考文献】

[1] 杨敏，樊小明，姜成．通便灵胶囊对小鼠抗炎及排便作用的影响 [J]. 中国实验方剂学杂志，2003，9（5）：33-34.

[2] 沈丹，沈云．通便灵胶囊防治格拉司琼所致便秘 66 例的临床观察 [J]. 浙江中医杂志，2008，43（9）：555.

麻仁滋脾丸

【处方】 大黄（制）、火麻仁、当归、厚朴（姜制）、苦杏仁（炒）、枳实（麸炒）、郁李仁、白芍、白蜜。

【功能与主治】 养血润燥，行气通便。用于胸腹胀满，大便不通，饮食无味，烦躁不宁。

【用法与用量】 口服。一次 1 ~ 2 丸，一日 2 次，睡前服用效果佳。温开水送服。

【禁忌】孕妇禁用。

【注意事项】

1．服药期间忌食生冷、辛辣、油腻之物。

2．服药后症状无改善，或症状加重，或出现新的症状者，应立即停药并到医院就诊。

【规格】蜜丸，每丸重6g。

【贮藏】密封，防潮。

【药理毒理】本品有通便作用。

本品6.1g/kg灌胃对小鼠有一定的促排便作用，并可增加小鼠粪便中水分含量[1]。

【临床报道】用麻仁滋脾丸治疗老年人便秘300例，有效率达86.7%，好转率为10%，总有效率为96.7%[2]。

【参考文献】

[1] 任晋斌，许卫红，宋玲，等．麻仁滋脾丸和益寿通通便作用研究[J]．中药药理与临床，1995，（4）：6．

[2] 王立新．麻仁滋脾丸治疗老年人便秘300例临床观察[J]．张家口医学院学报，1997，14（1）：114．

3．阴虚证

五仁润肠丸

【处方】地黄、桃仁、火麻仁、郁李仁、柏子仁、肉苁蓉（酒蒸）、陈皮、大黄（酒蒸）、当归、松子仁。

【功能与主治】滋阴养血，润肠通便。用于老年体虚津亏便秘，腹胀食少。

【用法与用量】口服。一次 1 丸，一日 2 次。

【禁忌】孕妇禁用。

【注意事项】

1．忌食生冷、油腻、辛辣食物。

2．大便干燥如羊屎，难排出者，在医师指导下可增加药量，一次 2 丸，一日 3 次。

【规格】蜜丸，每丸重 9g。

【贮藏】密封。

【临床报道】运用五仁润肠丸治疗习惯性便秘患者 30 例，服药 1 个疗程后判断疗效，结果治愈 20 例，占 66.7%；好转 8 例，占 26.7%；总有效率 93.3%[1]。

【参考文献】

[1] 祝培勤，李辉．五仁润肠丸治疗习惯性便秘 30 例 [J]．中国民间疗法，2009，17（14）：29.

搜风顺气丸

【处方】大黄（酒炙）、火麻仁、郁李仁、山药、车前子（盐炙）、怀牛膝、菟丝子、独活、防风、槟榔、枳壳。

【功能与主治】搜风顺气，润肠通便。主治阴虚肠燥，兼虚风阻络。症见大便秘结、四肢无力、关节疼痛、手足麻木、遍身瘙痒。

【用法与用量】口服。一次 1～2 丸，一日 1～2 次。

【禁忌】孕妇禁用。

【注意事项】

1．服药期间忌食生冷、辛辣、油腻之物。

2．服药后症状无改善，或症状加重，或出现新的症状者，应立即停药并到医院就诊。

【规格】蜜丸，每丸重 9g。

【贮藏】密封，防潮。

4. 阳虚证

苁蓉通便口服液

【处方】何首乌、肉苁蓉、枳实（麸炒）、蜂蜜。

【功能与主治】滋阴补肾，润肠通便。用于中老年人、病后、产后等虚性便秘及习惯性便秘。

【用法与用量】口服。一次 10 ~ 20ml，一日 1 次。睡前或清晨服用。

【不良反应】偶见肠道痉挛性腹痛、黑色小便等不良反应。

【注意事项】

1. 饮食宜清淡，适当多食具有润肠作用的食物，忌酒及辛辣食物。

2. 孕妇慎用。

3. 本药久贮后可能会出现少量振摇即散的沉淀，可摇匀后服用，不影响疗效。

4. 便秘属实热积滞者，不宜服用本品。

【规格】每支装 10ml。

【贮藏】密封，避光保存。

【药理毒理】本品有通便作用。

·对肠运动的影响　本品 1ml/kg 灌肠给药能拮抗阿托品致家兔回肠运动频率和幅度的减弱[1]；增加大鼠肠道炭末推进率[2]。

·**通便作用** 本品给小鼠灌胃能缩短排便时间，泻下物形状以稀稠便为主[1]。

·**毒理** 本品给小鼠灌胃 1ml/只连续 3 日，观察 7 日未见异常。以临床用量的 10、30、50 倍剂量给大鼠灌胃连续 12 周，用药组大鼠体重增长减缓，并可见大、中剂量组大鼠排泄稀、软便，其余未见异常[1]。

【参考文献】

[1] 甘肃省天水制药厂.中国中医研究院北京针灸骨伤学院.苁蓉通便口服液新药申报资料.

[2] 何禄仁.新药苁蓉通便口服液研究简介 [J].中药新药与临床药理，1992，3（2）：58.

附二

治疗便秘的常用中成药简表

适宜证型	药物名称	功能	主治病症	用法用量	备注
热秘证	清宁丸	泄热通腑。	用于咽喉肿痛，口舌生疮，头晕耳鸣，目赤牙痛，腹中胀满，大便秘结。	口服。一次 1 丸，一日 1～2 次。温开水送服。	药典，医保
	新清宁片（胶囊）	清热解毒，活血化瘀，缓下。	用于内结实热，喉肿，牙痛，目赤，便秘，下痢，感染性炎症，发热等。	片剂：口服。一次 3～5 片，一日 3 次；必要时可适当增量；学龄前儿童酌减或遵医嘱；用于便秘临睡前服 5 片。胶囊：口服。一次 3～5 粒，一日 3 次。用于便秘临睡前服 5 粒。	片剂：药典，医保 胶囊：医保

续表

适宜证型	药物名称	功能	主治病症	用法用量	备注
热秘证	三黄胶囊（片）	清热解毒，泻火通便。	用于三焦热盛所致的目赤肿痛、口鼻生疮、咽喉肿痛、牙龈肿痛、心烦口渴、尿黄便秘。	胶囊：口服。一次2粒，一日2次。 片剂：口服。一次4片，一日2次，小儿酌减。	胶囊：医保 片剂：药典，医保
	牛黄解毒丸（胶囊、软胶囊、片）	清热解毒。	用于火热内盛，咽喉肿痛，牙龈肿痛，口舌生疮，目赤肿痛。	丸剂：口服。大蜜丸一次1丸，一日2～3次。水蜜丸一次2g，一日2～3次。水丸一次2g，一日3次。 胶囊：口服。一次3粒，一日2～3次。 软胶囊：口服。一次4粒，一日2～3次。 片剂：口服。片重0.25g者一次3片，一日2～3次；片重0.3g者一次2片，一日2～3次。	丸剂：药典，基药，医保 胶囊：基药，医保 软胶囊：基药，医保 片剂：基药，医保
	复方芦荟胶囊	清肝泻热，润肠通便，宁心安神。	用于心肝火盛，大便秘结，腹胀腹痛，烦躁失眠。	口服。一次1～2粒，一日1～2次。	医保
	麻仁润肠丸（软胶囊）	润肠通便。	用于肠胃积热，胸腹胀满，大便秘结。	丸剂：口服。大蜜丸一次1～2丸，小蜜丸一次1～2袋，水蜜丸一次3.2～6.4g，一日2次。 软胶囊：口服。一次8粒，一日2次，年老体弱者酌情减量使用。	丸剂：药典，基药，医保 软胶囊：基药，医保
	麻仁胶囊（软胶囊、丸）	润肠通便。	用于肠热津亏所致的便秘，症见大便干结难下、腹部胀满不舒；习惯性便秘见上述证候者。	胶囊：口服。一次2～4粒，早、晚各1次，或睡前服用。 软胶囊：口服。一次3～4粒，早、晚各1次，急用时一次2粒。小儿服用减半，并搅拌溶解在开水中加适量蜂蜜后服用。	胶囊：药典，医保 软胶囊：药典 丸剂：药典，医保

续表

适宜证型	药物名称	功能	主治病症	用法用量	备注
热秘证				丸剂：口服。水蜜丸一次 6g，小蜜丸一次 9g，大蜜丸一次 1 丸，一日 1 ~ 2 次。	
	通便宁片	宽中理气，泻下通便。	用于实热便秘，症见腹痛拒按、腹胀纳呆、口干口苦、小便短赤、舌红苔黄、脉弦滑数。	口服。一次 4 片，一日 1 次，如服药 8 小时后不排便再服一次，或遵医嘱。	药典，医保
	当归龙荟丸	泻火通便。	用于肝胆火旺，心烦不宁，头晕目眩，耳鸣耳聋，胁肋疼痛，脘腹胀痛，大便秘结。	口服。一次 6g，一日 2 次。	药典，医保
	六味安消胶囊（散）	和胃健脾，消积导滞，活血止痛。	用于脾胃不和、积滞内停所致的胃痛胀满、消化不良、便秘、痛经。	胶囊：口服。一次 3 ~ 6 粒，一日 2 ~ 3 次。散剂：口服。一次 1.5 ~ 3g，一日 2 ~ 3 次。	胶囊：医保，基药散剂：基药
	黄连上清丸（颗粒、胶囊、片）	散风清热，泻火止痛。	用于风热上攻、肺胃热盛所致的头晕目眩、暴发火眼、牙齿疼痛、口舌生疮、咽喉肿痛、耳痛耳鸣、大便秘结、小便短赤。	丸剂：口服。大蜜丸一次 1 ~ 2 丸，水蜜丸一次 3 ~ 6g，水丸一次 3 ~ 6g，一日 2 次。颗粒剂：口服。一次 2g，一日 2 次。胶囊：口服。每粒装 0.3g 者一次 4 粒，每粒装 0.4g 者一次 2 粒，一日 2 次。片剂：口服。一次 6 片，一日 2 次。	丸剂：基药，医保颗粒剂：基药，医保胶囊：基药，医保片剂：基药，医保

适宜证型	药物名称	功能	主治病症	用法用量	备注
热秘证	牛黄上清丸（胶囊、片）	清热泻火，散风止痛。	用于热毒内盛、风火上攻所致的头痛眩晕、目赤耳鸣、咽喉肿痛、口舌生疮、牙龈肿痛、大便燥结。	丸剂：口服。大蜜丸一次1丸，水丸一次3g，水蜜丸一次4g，一日2次。胶囊：口服。一次3粒，一日2次。片剂：口服。一次4片，一日2次。	丸剂：基药，医保 胶囊：基药，医保 片剂：基药，医保
	一清颗粒（胶囊）	清热泻火解毒，化瘀凉血止血。	用于火毒血热所致的身热烦躁、目赤口疮、咽喉牙龈肿痛、大便秘结、吐血、咯血、衄血、痔血，及咽炎、扁桃体炎、牙龈炎见上述证候者。	颗粒剂：口服。一次5~7.5g，一日3~4次。胶囊：口服。一次2粒，一日3次。	颗粒剂：基药，医保 胶囊：基药，医保
	通幽润燥丸	清热导滞，润肠通便。	用于胃肠积热、幽门失润引起的脘腹胀满、大便不通。	口服。一次1~2丸，一日2次。	药典
气秘证	木香槟榔丸	行气导滞，泻热通便。	用于胃肠积滞，脘腹胀痛，大便不通。	口服。一次3~6g，一日1~2次。	医保
	木香顺气丸（颗粒）	行气化湿，健脾和胃。	用于湿浊阻滞气机，胸膈痞闷，脘腹胀痛，呕吐恶心，嗳气纳呆。	丸剂：口服。一次6~9g，一日2~3次。颗粒剂：口服。一次1袋，一日2次。	丸剂：医保 颗粒剂：医保
	沉香化滞丸	行气和中，破积导滞，消痞除满。	用于积滞内停，面黄肌瘦，烦躁多啼，夜卧不宁，不思饮食，呃噫食臭，或呕吐酸馊乳食，脘腹痞满胀痛，小便短赤，大便酸臭或溏薄，食已即吐，呕吐酸腐呃噫食臭，嗳气厌食。	口服。成人一次服6g，一日2次。7岁以上小儿服成人1/2量，3~7岁服成人1/3量。温开水送服。	医保

适宜证型	药物名称	功能	主治病症	用法用量	备注
气秘证	开胸顺气丸（胶囊）	消积化滞，行气止痛。	用于饮食内停、气郁不舒导致的胸胁胀满、胃脘疼痛、嗳气呕恶、食少纳呆。	丸剂：口服。一次6g，一日1～2次。胶囊：口服。一次3粒，一日2次。	丸剂：医保胶囊：医保
气秘证	枳实导滞丸	消积导滞，清利湿热。	用于饮食积滞、湿热内阻所致的脘腹胀痛、不思饮食、大便秘结、痢疾里急后重。	口服。一次6～9g，一日2次。	医保
冷秘证	半硫丸	温肾通便。	用于大便秘结涩滞，大便干或不干，排出困难，腹中冷痛，喜热怕冷，小便清长，面色青淡，畏寒肢冷。	口服。一次1.5～3g，一日1～2次。温开水送服。	
气虚证	便秘通	健脾益气，润肠通便。	用于大便秘结，面色无华，腹胀，神疲气短，头晕耳鸣，腰膝酸软。	口服。一次20ml，早晚各一次。	
气虚证	枳术丸（颗粒）	健脾消食，行气化湿。	用于脾胃虚弱，食少不化，脘腹痞满。	丸剂：口服。一次6g，一日2次。颗粒剂：开水冲服。一次1袋，一日3次，一周为一疗程。	丸剂：医保颗粒剂：医保
气虚证	胃肠复元膏	益气活血，理气通下。	用于体乏气短、脘腹胀满、大便不下；亦可用于老年性便秘及虚性便秘。	手术前1～3天：口服，一次15～30g，一日2次；术中胃肠吻合完成前：经导管注入远端肠管40～60g；术后6～8小时：口服，一次20～30g，一日2次；老年性便秘：口服，一次10～20g，一日2次。或遵医嘱。	

适宜证型	药物名称	功能	主治病症	用法用量	备注
血虚证	通便灵胶囊	泻热导滞，润肠通便。	用于热结血虚便秘，症见长期卧床便秘，一时性腹胀便秘，老年习惯性便秘。	口服。一次5～6粒，一日1次。	药典，医保
	麻仁滋脾丸	养血润燥，行气通便。	用于胸腹胀满，大便不通，饮食无味，烦躁不宁。	口服。一次1～2丸，一日2次，睡前服效果佳。温开水送服。	药典，医保
阴虚证	五仁润肠丸	滋阴养血，润肠通便。	用于老年体虚津亏便秘，腹胀食少。	口服。一次1丸，一日2次。	
	搜风顺气丸	搜风顺气，润肠通便。	主治阴虚肠燥，兼虚风阻络。症见大便秘结，兼四肢无力，关节疼痛，手足麻木，遍身瘙痒。	口服。一次1～2丸，一日1～2次。	
阳虚证	苁蓉通便口服液	滋阴补肾，润肠通便。	用于中老年人、病后、产后等虚性便秘及习惯性便秘。	口服。一次10～20ml，一日1次。睡前或清晨服用。	药典，医保

溃疡性结肠炎

溃疡性结肠炎（ulcerative colitis，UC）是一种病因尚未明确，病变主要限于大肠黏膜及黏膜下层的炎症性疾病。临床以腹痛、腹泻、黏液脓血便及里急后重为主要表现。病变范围以直肠和乙状结肠较为多见，亦可扩展至全结肠。该病发病率存在明显的人种与地区差异。黑人发病率仅为白人的 1/3。北欧斯堪的纳维亚地区 UC 发病率最高，约为 $13.4/10^5 \sim 16.8/10^5$，患病率约为 $100/10^5 \sim 150/10^5$。近年来，我国报道的 UC 病例数明显增多，2007 年据多家医院的回顾统计显示，我国 UC 患病率约为 $11.6/10^5$。UC 各年龄段均可发病，其中青壮年发病居多。病情轻重不一，常呈反复发作的慢性病程。

UC 除肠道炎症表现外，还包括结节性红斑、坏疽性脓皮病、强直性脊柱炎、口腔复发型溃疡、原发性胆汁性肝硬化等肠外表现。此外，UC 还可合并多种局部或全身并发症。内科治疗除一般支持治疗外，轻、中度 UC 患者主要采用氨基水杨酸制剂治疗，中重度 UC 或氨基水杨酸制剂治疗无效患者主要采用肾上腺糖皮质类固醇治疗。激素治疗效果不佳或激素依赖性患者亦有选用免疫调节剂（硫唑嘌呤）或英夫利昔单抗等生物学制剂治疗者，但其确切疗效有待进一步证明。

就 UC 的症状特点而言，可以将其归为中医"痢疾"、"滞下"、"肠澼"等病的范畴。就其发病特点而言，症状常间断发作，活动期、缓解期交替出现，应属中医痢疾之"休息痢"。

一、中医病因病机分析及常见证型

结合既往认识及现代研究来看，UC 是由于外感六淫、饮食不节，导致湿热邪毒客于肠道，加之患者本身情志失调、过度劳累或先天禀赋不足，导致正气虚弱、胃肠功能减退，湿热邪毒与肠中气血搏结，使肠道脂膜血络受损，化腐成脓而为病。

由于本病反复发作，时作时止，故有活动期、恢复期、缓解期之分。活动期以邪实为主，常见湿热痢和寒湿痢。经治疗后，邪气由盛转衰则进入恢复期，以虚寒痢、阴虚痢和寒热错杂型为主。待患者症状完全消除之后，则进入缓解期。缓解期以正虚为主，以脾气虚弱和肾阳虚衰较为常见。

二、辨证选择中成药

UC 临床治疗时当根据疾病的不同分期、不同病变范围，采用分期、分段治疗的方法，结合患者的临床表现，辨证选择中成药。

1. 分期治疗 疾病活动期以邪实为主，恢复期虚实夹杂，缓解期以正虚为主，不同分期中又可以表现为不同的证型。

（1）活动期

①湿热痢

【临床表现】下痢赤白脓血，赤多白少，或纯下赤冻；腹痛、里急后重明显，肛门灼热，小便短赤。可伴有发热，头身疼痛，口渴。舌质红，苔薄黄或黄腻，脉滑数。

【辨证要点】肛门灼热，小便短赤。

【病机简析】湿热与肠道气血相搏结，化腐成脓，脂膜血络损伤，故下痢赤白脓血。湿热之邪壅滞肠中，肠道传导失司，气机不畅，故见腹痛，里急后重。湿热下注，则肛门灼热，小便短赤。若兼表邪，则见发热，头身疼痛，口渴。舌苔腻为湿浊内盛之征，脉滑为实，苔黄脉数皆为热象。

【治法】清热解毒，调气行血。

【辨证选药】可选香连丸（胶囊、片）、葛根芩连片（丸、微丸、颗粒、胶囊、口服液）、复方黄连素片、枫蓼肠胃康颗粒（胶囊、片）、肠康胶囊、六味香连胶囊、香连化滞丸（片）、枳实导滞丸。

此类中成药组方多用黄芩、黄连等苦寒燥湿之品，解肠中湿热之毒；配木香、枳实等行气导滞之品以除后重；加大黄清中有泻，去积破瘀，导热毒下行，通因通用；白芍、牛耳枫等活血和营止痛。具有清热解毒，行气导滞，活血消积之效。患者发热、头身疼痛症状明显时可选兼有解表之功的葛根芩连片；如夹有食滞，痢下臭秽不爽时可用枳实导滞丸加强消积导滞之效。

②寒湿痢

【临床表现】痢下赤白黏冻，白多赤少，质地稀薄，或纯为白冻，清淡无臭。腹痛畏寒，里急后重，胃脘痞闷，头身困重，口淡，饮食乏味，手足不温。舌淡苔白腻，脉濡缓。

【辨证要点】痢下白多赤少，或纯为白冻，胃脘痞闷，头身困重。

【病机简析】寒湿之邪，偏伤于气分，故下痢白多赤少或纯为白冻。寒湿皆为阴邪，阴邪留滞肠中，则气机阻滞，传导失常，故见腹痛畏寒，里急后重。寒湿中阻，运化失常，故饮食乏味，胃脘饱闷。脾主肌肉而健运四旁，寒湿困脾，则运化失司，故头身困重。舌淡苔白腻，脉濡缓，皆为寒湿内盛之象。

【治法】温化寒湿，调气行血。

【辨证选药】可选六合定中丸、藿香正气水（口服液、软胶囊、颗粒、丸、滴丸、片）。

此类中成药多用白术、茯苓等健脾祛湿之品，以厚朴、大腹皮理气消胀，疏利气机以导滞，故里急后重得除；加用陈皮、枳壳，理气和胃以消胃脘痞满；藿香等品芳香辟秽，湿邪得化则头身困重自解。

（2）恢复期

①虚寒痢

【临床表现】下痢稀薄，带有白冻，甚则滑脱不禁。腹部隐痛畏寒，食少神疲，四肢不温，腰酸怕冷，可伴有脱肛。舌质淡，苔白滑，脉沉细而弱。

【辨证要点】下痢稀薄，带有白冻，甚则滑脱不禁，肢冷腰酸。

【病机简析】病久脾虚中寒，寒湿留滞肠中，故下痢稀薄有白冻。寒盛正虚，肠中失于温养，故腹部隐痛畏寒。胃主受纳，脾主运化，又主四肢，胃气虚弱，脾阳不振则食少神疲，四肢不温。中焦虚寒则化源不足，且肠中久痢，精微外流，终致肾阳亦虚，关门不固，故见腰酸怕冷，滑脱不禁。舌淡苔白，脉沉细弱，皆为虚寒征象。

【治法】温补脾肾，涩肠止泻。

【辨证选药】可选固本益肠片。

此类中成药常以黄芪、党参、白术、山药、炙甘草等品健脾益气，以固其本；辅以补骨脂、赤石脂等药温补肾阳，收涩止泻，合地榆炭、儿茶固涩之效更强；炮姜温中散寒，振奋脾阳；配当归、白芍补血养血，合炙甘草、元胡又能缓急止痛；加煨木香辛散温通，疏通脾胃气滞，消胀除满。

②阴虚痢

【临床表现】下痢赤白黏冻，或痢下鲜血黏稠，或见大便干结。脐腹灼痛或脐下急痛，虚坐努责，心烦，口干口渴，口唇色红且干，舌红少津，少苔或无苔，脉细数。

【辨证要点】 痢下赤白，或痢下鲜血黏稠，虚坐努责，舌红少苔或无苔。

【病机简析】 素体阴虚，感邪而病痢，或久痢伤阴，遂成阴虚之痢。邪滞肠间，阴血不足，则下痢赤白脓血或鲜血黏稠；阴亏津少则见大便干结难解；阴亏热灼，故见脐腹灼痛；营阴不足，则虚坐努责；虚火内炎，故心烦、口干口渴。舌红少津，少苔或无苔，脉细数，皆为阴血亏耗之征。

【治法】 养阴清肠。

【辨证选药】 可选用地榆槐角丸合香连片。

此类中成药以黄芩、黄连等清热坚阴、厚肠止痢以除肠道湿热；大黄攻除肠中积滞，配木香、枳壳行气导滞；地榆、槐花、槐角、赤芍等凉血止血，地黄、当归养阴和血。阴血得复则虚热自除。

③寒热错杂

【临床表现】 腹痛绵绵，喜温，下痢稀溏，时夹有少量黏冻。胃脘灼热不适，烦渴。饥而不欲食，强食则吐，四肢不温。舌质红，苔黄厚腻，脉沉缓。

【辨证要点】 腹痛绵绵喜温，胃脘灼热烦渴。

【病机简析】 下痢日久，正虚邪恋，寒热夹杂，肠胃失于通降，故疾病缠绵难愈，时发时止；脾胃虚寒，中阳健运失常，故腹痛绵绵，喜温，下痢稀溏；湿热留恋胃肠，则胃脘灼热不适，饥而不欲食。苔腻不化，脉沉缓为湿热未尽而正气不足之征。

【治法】 温中补虚，清热燥湿。

【辨证选药】可选用乌梅丸、固肠止泻丸（胶囊）。

此类中成药以人参、甘草等药益气扶正；干姜、附子、吴茱萸等品温中散寒；又以黄连、黄柏苦寒之物清热燥湿止痢，除肠中湿热余邪。方中清温俱备，补泻兼施，故能治疗寒热错杂、正气虚弱之溃结日久者。

（3）缓解期

①脾气虚弱

【临床表现】腹胀食少，大便溏薄或夹有少量黏液。肢体倦怠，神疲乏力，少气懒言，面色萎黄或脱肛。舌质淡，苔白或腻，脉缓弱。

【辨证要点】腹胀便溏，肢体倦怠，面色萎黄或脱肛。

【病机简析】久病损伤脾胃，中焦健运失常，水湿不化，水谷不消，故有腹胀食少，大便溏薄或夹黏液；脾虚气血化生无源，四肢肌肉失于充养，故肢体倦怠、神疲乏力；水谷之气化生不足，日久则宗气亦虚，故见少气懒言；气血亏虚，不能上荣于面，则见面色萎黄；中气下陷则见脱肛之症。舌淡苔白脉缓弱，均为脾气虚弱之象。

【治法】补中益气，健脾除湿。

【辨证选药】可选用参苓白术丸（散、颗粒、口服液、片、胶囊）、人参健脾丸（片）、补中益气丸（颗粒）、补脾益肠丸。

此类中成药多以人参、黄芪、白术、茯苓等补益中气之品为主，稍佐青皮、陈皮等理气之品使诸药补而不滞；更加山药、薏仁、茯苓、扁豆等健脾祛湿止泻之品以实大便。使脾气得健，清阳得升，正气胜则伏邪积垢自除，而溃结得愈。脱肛明显时可选补中益气丸，湿盛腹泻时可选参苓白术丸。

②肾阳虚衰

【临床表现】每于黎明之前，腹痛发作，肠鸣而泻，完谷不化，或夹有少许黏液白冻，甚至大便滑脱不禁。形寒肢冷，腹部畏寒喜暖，腰膝酸软。舌淡胖苔白或水滑，脉沉细。

【辨证要点】黎明即泻，便溏完谷不化，甚至滑脱不禁。

【病机简析】久病缠绵，加之过用清利之品，损伤脾肾之阳，导致肾阳虚衰。肾司二便，肾火不足，则见五更泄泻，完谷不化；肾阳虚衰，全身失于温煦，故形寒肢冷，畏寒喜暖；腰为肾府，肾虚故见腰膝酸软；阳虚水液不化则见苔白水滑。舌淡胖脉沉细均为肾阳虚衰之征。

【治法】温肾健脾，固涩止泻。

【辨证选药】选用四神丸（片）、肉蔻四神丸。

此类中成药以补骨脂等药温肾助阳为君药；加以吴茱萸、肉豆蔻等温中散寒之品，或用附子、炮姜等温肾暖脾以祛寒；更添五味子等涩肠止泻。

2. 分段治疗 除口服药物以外，病变范围在乙状结肠及以下者可加用栓剂如野菊花栓纳肛治疗；病变部位较高或广泛性结肠炎患者则加用灌肠治疗，临床常用中成药为康复新液，若患者出血量较多时，可加用云南白药胶囊。

三、用药注意

临床选药除注意辨证论治外，还需辨清疾病的不同分期，针对不同时期，选择与其相对应的药物，才能收到较为满意的疗效。另外，治疗时还需要注意结合患者的病变范围，有针对性的使用外用药。活动期患者用药后若症状未见减轻，出现大便次数增多、脓血增多等情况时，用药务必咨询医师。如正在服用其他药品，应当告知医师或药师。UC 患者应忌食辛辣刺激及生冷食品，同时还应避免进食牛羊肉、海鲜等食物。药品贮藏宜得当，存于阴凉干燥处，药品性状发生改变时禁止服用。药品必需妥善保管，放在儿童不能接触的地方，以防发生意外。儿童若需用药，务请咨询医师，并必须在成人的监护下使用。对于具体药品的饮食禁忌、配伍禁忌、妊娠禁忌、证候禁忌、病证禁忌、特殊体质禁忌、特殊人群禁忌等，各药品具体内容中均有详细介绍，用药前务必仔细阅读。

附一

常用治疗溃疡性结肠炎的中成药药品介绍

（一）溃疡性结肠炎活动期常用中成药品种

1. 湿热痢

香连丸

【处方】萸黄连、木香。

【功能与主治】清热化湿，行气止痛。用于大肠湿热所致的痢疾，症见大便脓血、里急后重、发热腹痛；肠炎、细菌性痢疾见上述证候者。

【用法用量】口服。规格（1）浓缩丸，一次 6 ~ 12 丸；规格（2）、（3）、（4）水丸，一次 3 ~ 6g；规格（5）、（6）水丸，一次 3 ~ 6g，一日 2 ~ 3 次；小儿酌减。

【注意事项】

1．孕妇慎用。

2．忌食辛辣、油腻食物。

【规格】（1）每6丸相当于原生药3g，（2）每10丸重1.5g，（3）每12丸重约1g，（4）每20粒重1g，（5）每40丸重约3g，（6）每100粒重3g。

葛根芩连片（丸、微丸、颗粒、胶囊、口服液）

【处方】葛根、黄芩、黄连、炙甘草。

【功能与主治】解肌清热，止泻止痢。用于湿热蕴结所致的泄泻、痢疾，症见身热烦渴、下利臭秽、腹痛不适。

【用法与用量】

片剂：口服。一次3～4片，一日3次。

丸剂：口服。一次3g，小儿一次1g，一日3次或遵医嘱。

微丸：口服。一次3g，小儿一次1g，一日3次或遵医嘱。

颗粒剂：开水冲服。一次1袋，一日3次。

胶囊：口服。一次3～4粒，一日3次。

口服液：口服。一次1支，一日2次。

【注意事项】

1．泄泻腹部凉痛者不宜服。

2．高血压、心脏病、肾脏病、浮肿的患者，孕妇或正在接受其他治疗的患者，应在医师指导下服用。

【规格】

片剂：每板12片。

丸剂：每袋装1g。

微丸：每袋装 1g。

颗粒剂：每袋装 6g。

胶囊：每粒装 0.4g。

口服液：每支装 10ml。

【贮藏】密封

复方黄连素片

【处方】盐酸小檗碱、木香、吴茱萸、白芍。

【功能与主治】清热燥湿，行气止痛，止痢止泻。用于大肠湿热，赤白下痢，里急后重或暴注下泻，肛门灼热；肠炎、痢疾见上述证候者。

【用法与用量】口服。一次 4 片，一日 3 次。

【不良反应】偶有恶心、呕吐、皮疹和药热，停药后可消失。

【注意事项】

1．对本品过敏者、溶血性贫血患者不宜用。

2．妊娠期头 3 个月慎用。

3．含鞣质的中药与盐酸小檗碱合用后，由于鞣质是生物碱沉淀剂，二者结合，生成难溶性鞣酸盐沉淀，降低疗效。

4．本品是中西复方制剂，含有盐酸小檗碱，盐酸小檗碱属于抗菌药，单用时日服剂量一般不得超过 0.3 ～ 0.9g。

【规格】每片含盐酸小檗碱 30mg。

【贮藏】密封。

枫蓼肠胃康颗粒（胶囊、片）

【处方】牛耳枫、辣蓼。

【功能与主治】 清热除湿化滞。用于急性胃肠炎，属伤食泄泻型及湿热泄泻型者，症见腹痛腹满、泄泻臭秽、恶心呕腐或有发热恶寒苔黄脉数等。亦可用于食滞胃痛而症见胃脘痛、拒按、恶食欲吐、嗳腐吞酸、舌苔厚腻或黄腻，脉滑数者。

【用法与用量】

颗粒剂：开水冲服。一次 8g，一日 3 次。

胶囊：口服。一次 2 粒，一日 3 次。

片剂：口服。一次 4～6 片，一日 3 次。

【规格】

颗粒剂：每袋装 8g。

胶囊：每粒装 0.37g。

片剂：每片重 0.3g。

【贮藏】 密封。

【药理毒理】 本品能抑制小肠毛细血管壁通透性，抑制小肠的推动作用，分别使用本品及本品所含单体（芦丁和槲皮素）10g/kg 灌胃给药，均能抑制醋酸所致小鼠小肠毛细血管壁通透性增加，同时具有抑制小肠推动的作用[1]。

【参考文献】

[1] 谭银丰，李海龙，张俊清，等.枫蓼肠胃康治疗急性胃肠炎的药效物质基础初探[J].时针国医药，2009，20（12）：2941-2942.

肠康胶囊

【处方】 盐酸小檗碱、木香、吴茱萸（制）。

【功能与主治】 清热燥湿，理气止痛。用于湿热泄泻、痢疾腹痛、里急后重。

【用法与用量】口服。一次 4 粒，一日 2 次，或遵医嘱。

【注意事项】妊娠 3 个月内慎用。

【规格】每粒装 0.23g（含盐酸小檗碱 0.05g）。

【贮藏】密封。

【药理毒理】肠康胶囊有解痉、镇痛、止泻及抑菌作用。

·**解痉作用**　研究发现本品能显著抑制 $BaCl_2$ 所致的离体豚鼠回肠的痉挛。因此，肠康胶囊抑制胃肠道运动功能的作用可能与阻滞二价阳离子 Ba^{2+} 向胃肠道平滑肌内流有关[1]。

·**镇痛作用**　肠康胶囊高中低剂量组与阳性对照组均能显著减少 HAC 引起的小鼠扭体反应次数，表明肠康胶囊能在一定程度上抑制化学物质所致的小鼠疼痛[1]。

·**止泻作用**　本品对番泻叶所致小鼠腹泻有明显的止泻作用；能有效减少番泻叶粉所致实验小鼠肠道水分的含量[1]。

·**抑菌作用**　本品对大肠埃希氏菌等 4 种肠道致病菌均有不同程度的抑制作用[2]。

【参考文献】

[1] 曾莹，赵瑛.肠康胶囊的药效学实验研究 [J].中国药师，2010，13（7）：927-929.

[2] 首弟武，孙兆泉，刘礼意，等.肠康胶囊有关药理作用的实验研究 [J].湖南中医药导报，1999，5（09）：34-36.

六味香连胶囊

【处方】木香、盐酸小檗碱、枳实、白芍、厚朴（姜制）、槟榔。

【功能与主治】清热燥湿，行气止痛，化滞止痢。用于肠胃食滞、赤白痢疾等。凡饮食不节、湿热蕴结胃肠所致腹胀、腹痛、腹泻、里急后重、大便脓血、黏稠不畅诸症，皆可使用。

【用法与用量】 口服。一次 2 粒，一日 2 次，或遵医嘱，儿童酌减。

【禁忌】 孕妇禁用。

【规格】 每粒装 0.34g。

【贮藏】 密封，防潮，置阴凉处。

香连化滞丸（片）

【处方】 木香、黄连、青皮（炒）、陈皮、厚朴（炙）、枳实（炒）、黄芩、当归、白芍、滑石、甘草、槟榔。

【功能与主治】 清热利湿，行血化滞。用于湿热凝滞引起的里急后重，腹痛下痢。

【用法用量】

丸剂：口服。一次 2 丸，一日 2 次。

片剂：口服。一次 4 片，一日 2 次。

【禁忌】 孕妇禁用。

【规格】

丸剂：每丸重 6g。

片剂：每片重 0.6g。

【贮藏】 密封。

枳实导滞丸

【处方】 大黄、枳实（炒）、六神曲（炒）、黄芩、黄连（姜汁炒）、茯苓、白术（炒）、泽泻。

【功能与主治】消积导滞，清利湿热。用于饮食积滞、湿热内阻所致的脘腹胀痛、不思饮食、大便秘结、痢疾里急后重。

【用法与用量】口服。一次6～9g，一日2次。分次用温开水送服。

【注意事项】

1．养成良好的卫生习惯。

2．高血压、心脏病、肾脏病等严重患者慎用，应在医师指导下服用。

3．忌暴饮暴食及偏食；饮食宜清淡，忌食生冷、油腻、辛辣、难消化的食品，以免加重病情。

4．要舒畅情志，忌忧思恼怒，防忧郁，以免加重病情。

5．过敏体质者慎用。

【规格】水丸，每袋装6g。

【贮藏】密封。

【药理毒理】本品0.8mg/kg灌胃能够促进腹腔注射硫酸阿托品小鼠的胃和肠的推动作用[1]。

【参考文献】

[1] 李媛，董乃娥，郭玉成．枳实导滞丸对小鼠胃排空和小肠推进的影响[J]．承德医学院学报，2008，25（2）：212-213．

2．寒湿痢

六合定中丸

【处方】广藿香、紫苏叶、香薷、木香、白扁豆（去皮）、檀香、茯苓、桔梗、枳壳（去心、麸炒）、木瓜、陈皮、山楂（炒）、厚朴（姜炙）、甘草、麦芽（炒）、谷芽（炒）、六神曲（麸炒）。

【功能与主治】祛暑除湿，和胃消食。用于暑湿感冒，症见恶寒发热、头痛、胸闷、恶心呕吐、不思饮食、腹痛泄泻。

【用法与用量】口服。一次1丸，一日3次。

【注意事项】

1．饮食宜清淡。

2．不宜在服药期间同时服用滋补性中成药。

3．有高血压、心脏病、肝病、糖尿病、肾病等慢性病严重者，孕妇或正在接受其它治疗的患者，均应在医师指导下服用。

4．对本品过敏者禁用，过敏体质者慎用。

5．服用前应除去蜡皮，塑料球壳；本品可嚼服，也可分份吞服。

【规格】每丸重9g。

【贮藏】密封。

藿香正气水（口服液、软胶囊、颗粒、丸、滴丸、片）

【处方】苍术、陈皮、厚朴（姜制）、白芷、茯苓、大腹皮、生半夏、甘草浸膏、广藿香油、紫苏叶油。

【功能与主治】解表化湿，理气和中。用于外感风寒、内伤湿滞或夏伤暑湿所致的感冒，症见头痛昏重、胸膈痞闷、脘腹胀痛、呕吐泄泻；胃肠型感冒见上述证候者。

【用法与用量】

酊剂：口服。一次5～10ml，一日2次，用时摇匀。

口服液：口服。一次 5 ~ 10ml，一日 2 次，用时摇匀。

软胶囊：口服。一次 2 ~ 4 粒，一日 2 次。

颗粒剂：口服。一次 5g，一日 2 次。儿童酌减，温开水送服。

丸剂：口服。一次 8 丸，一日 3 次。

滴丸：口服。一次 1 ~ 2 袋，一日 2 次。

片剂：口服。一次 4 ~ 8 片，一日 2 次。

【禁忌】对本品过敏者禁用。

【注意事项】

1．忌烟、酒及辛辣、生冷、油腻食物，饮食宜清淡。

2．不宜在服药期间同时服用滋补性中成药。

3．酊剂含有少量乙醇，对乙醇过敏者慎用；司机慎用，以免出现安全问题或是被查出体内酒精含量超标；高空作业者慎用。

【规格】

酊剂：每支装 10ml。

口服液：每支装 10ml。

软胶囊：每粒装 0.45g。

颗粒剂：每袋装 0.45g。

丸剂：浓缩丸，每 8 丸相当于原生药 3g。

滴丸：每袋装 2.6g。

片剂：每片重 0.3g。

【贮藏】密封，置阴凉干燥处。

（二）溃疡性结肠炎恢复期常用中成药品种

1. 虚寒痢

固本益肠片

【处方】党参、白术、补骨脂、山药、黄芪、炮姜、当归、白芍、延胡索、木香、地榆、赤石脂、儿茶、甘草。

【功能与主治】健脾温肾，涩肠止泻。用于脾肾阳虚所致的泄泻，症见腹痛隐隐、腹泻、大便清稀或有黏液及黏液血便、食少腹胀、腰酸乏力、形寒肢冷、舌淡苔白、脉虚；慢性肠炎见上述证候者。

【用法与用量】口服。一次 8 片，一日 3 次，小儿酌减或遵医嘱。30 天为一疗程，连服二至三疗程。

【注意事项】

1. 服药期间忌食生冷、辛辣、油腻之物。

2. 湿热下痢非本方所宜。

【规格】每片重 0.32g。

【贮藏】密封。

【药理毒理】本品有抗溃疡和抑制肠蠕动的作用。

经动物溃疡性结肠炎模型实验，表明其具有较好的抗溃疡作用[1]；动物离体肠管实验可见其抑制肠蠕动的效应[2]。

【参考文献】

[1] 固本益肠片产品介绍 [J]. 中草药，2000，31（12）：127.

[2] 张宏、李显华、王良，等. 固本益肠片对肠管活动的影响实验研究 [J]. 中成药，1994，16（11）：36-37.

2. **阴虚痢**

地榆槐角丸

【处方】地榆炭、蜜槐角、炒槐花、大黄、黄芩、地黄、当归、赤芍、红花、防风、荆芥穗、麸炒枳壳。

【功能与主治】疏风润燥，凉血泻热。用于痔疮便血，发炎肿痛。

【用法与用量】口服。一次 1 丸，一日 2 次。

【禁忌】孕妇禁用。

【注意事项】

1．3 岁以下儿童慎用。

2．忌烟酒及食辛辣食物。

3．失血过多，身体虚弱者禁用。

4．痔疮便血，发炎肿痛严重和便血呈喷射状者，应去医院就诊。

5．未明确诊断的便血，必须去医院就诊。

【规格】每丸重 9g。

【贮藏】密闭，防潮。

3. **寒热错杂证**

乌梅丸

【处方】当归、附子、干姜、桂枝、黄柏、黄连、青椒、人参、乌梅肉、细辛。

【功能与主治】温脏安蛔。用于治疗蛔厥，久痢，厥阴头痛，或脾胃虚引起之胃脘痛、肢体瘦弱。

【用法与用量】口服。一次2丸，一日2～3次。

【注意事项】孕妇禁用。

【规格】每丸重3g。

【贮藏】密封。

固肠止泻丸（胶囊）

【处方】乌梅（乌梅肉）、黄连、干姜、木香、罂粟壳、延胡索。

【功能与主治】调和肝脾，涩肠止痛。用于肝脾不和所致泄泻，症见腹痛腹泻、两胁胀满；溃疡性结肠炎见上述证候者。

【用法与用量】

丸剂：口服。浓缩丸一次4g，水丸一次5g，一日3次。

胶囊：口服。一次3粒，一日3次，饭前服。

【注意事项】

1．本品为收涩之品，急性感染性腹泻者不宜使用。

2．儿童及孕妇慎用。

3．本品含罂粟壳，不可过用、久用。

4．服用期间忌食生冷、油腻、辛辣等刺激性食物。

5．运动员慎用。

【规格】

丸剂：浓缩丸，每9粒重1g；水丸，每12粒重1g。

胶囊：每粒装0.75g。

【贮藏】密封。

【药理毒理】有减轻炎症、促进肠道溃疡愈合的作用。

固肠止泻丸 1 ~ 4g/kg 对 2, 4- 二硝基氯苯免疫加醋酸局部灌肠法致大鼠溃疡性结肠炎的肠道炎症有缓解作用，并能使肠内溃疡个数明显减少，溃疡面积显著减小[1]。

【临床报道】用固肠止泻丸治疗慢性溃疡性结肠炎 30 例，连续用药 2 个月，有效率为 83.33%[2]。

【参考文献】

[1] 张小丽，范引科，姜姗姗，等. 固肠止泻丸治疗免疫及醋酸致豚鼠溃疡性结肠炎的实验研究 [J]. 西北药学杂志，2010，25（3）：198-199.

[2] 贾英. 固肠止泻丸治疗慢性溃疡性结肠炎 30 例 [J]. 陕西中医学院学报，2008，31（4）：36-37.

（三）溃疡性结肠炎缓解期常用中成药品种

1. 脾气虚弱证

参苓白术散（丸、颗粒）

【处方】人参、茯苓、白术（炒）、山药、白扁豆（炒）、莲子、薏苡仁（炒）、砂仁、桔梗、甘草。

【功能与主治】补脾胃，益肺气。用于脾胃虚弱，食少便溏，气短咳嗽，肢倦乏力。

【用法与用量】

散剂：口服。规格（1）、（2）、（3）一次 6 ~ 9g，一日 2 ~ 3 次。

丸剂：口服。一次 6g，一日 3 次。

颗粒剂：口服。一次 6g，一日 3 次。

【注意事项】

1．泄泻兼有大便不通畅，肛门有下坠感者不宜服。

2．服本药时不宜同时服用藜芦、五灵脂、皂荚或其制剂。不宜喝茶和吃萝卜，以免影响药效。

3．不宜和感冒类药同时服用。

4．高血压、心脏病、肾脏病、糖尿病严重患者及孕妇应在医师指导下服用。

5．本品宜饭前服用或进食同时服。

【规格】

散剂：（1）每袋 3g，（2）每袋装 6g，（3）每袋装 9g。

丸剂：每 100 粒重 6g。

颗粒剂：每袋装 6g。

【贮藏】 密封。

人参健脾丸（片）

【处方】 人参、白术（麸炒）、茯苓、山药、陈皮、木香、砂仁、炙黄芪、当归、酸枣仁（炒）、远志（制）。

【功能与主治】 健脾益气，和胃止泻。用于脾胃虚弱所致的饮食不化，脘闷嘈杂，恶心呕吐，腹痛便溏，不思饮食，体弱倦怠。

【用法与用量】

丸剂：口服。水蜜丸一次 2 袋，大蜜丸一次 2 丸，一日 2 次。

片剂：口服。一次 4 片，一日 2 次。

【注意事项】

1．忌不易消化食物，感冒发热患者不宜服用。

2．有高血压、心脏病、肝病、糖尿病、肾病等慢性病严重者应在医师指导下服用。

3．本品宜饭前服用或进食同时服。

4．服本药时不宜同时服用藜芦、五灵脂、皂荚或其制剂。

5．不宜喝茶和吃萝卜以免影响药效。

【规格】

丸剂：水蜜丸，每袋装 4g；大蜜丸，每丸重 6g。

片剂：每片 0.25g。

【贮藏】 密封。

【药理毒理】 人参健脾丸具有抑制小肠推进、止泻、抗疲劳作用。

· **抑制小肠推进作用** 人参健脾丸 2.2g/kg 能够显著抑制利血平所致小鼠肠蠕动亢进[1]。

· **止泻作用** 人参健脾丸 4.4g/kg 能明显对抗口服大黄所致小鼠腹泻及体重减轻等症状[1]。

· **抗疲劳作用** 人参健脾丸 4.4g/kg 能明显延长小鼠游泳时间，提高小鼠抗疲劳能力[1]。

· **增强腹腔巨噬细胞吞噬功能** 人参健脾丸 2.2g/kg ～ 4.4g/kg 灌胃能明显增强可的松致小鼠腹腔巨嗜细胞吞噬功能低下的作用[1]。

· **毒理** 急性毒性实验结果表明小鼠口服最大浓度最大容量人参健脾丸（49.2g 生药 /kg），小鼠活动正常，无任何毒性反应。此量为成人临床用药剂量的 271 倍[1]。

【参考文献】

[1] 秦彩玲，刘婷，刘君英，等 . 人参健脾丸的药理及毒性研究 [J]. 中国中西医结合杂志 1995 年基础理论研究特集：310-313.

补中益气丸（颗粒）

【处方】 炙黄芪、党参、炙甘草、炒白术、当归、升麻、柴胡、陈皮。

【功能与主治】 补中益气，升阳举陷。用于脾胃虚弱、中气下陷所致的泄泻、脱肛、阴挺，症见体倦乏力、食少腹胀、便溏久泻、肛门下坠或脱肛、子宫脱垂。

【用法与用量】

丸剂：口服。规格（1）大蜜丸，一次1丸，一日2～3次；规格（2）浓缩丸，一次8～10丸，一日3次；规格（3）水丸，一次6g，一日2～3次。

颗粒剂：口服。一次3g，一日2～3次。

【注意事项】

1. 忌不易消化食物。

2. 感冒发热患者不宜服用。

3. 有高血压、心脏病、肝病、糖尿病、肾病等慢性病严重者应在医师指导下服用。

【规格】

丸剂：（1）每丸重9g，（2）每8丸相当于原生药3g，（3）每袋装6g。

颗粒剂：每袋装3g。

【贮藏】 密封。

补脾益肠丸

【处方】 黄芪、党参（米炒）、砂仁、白芍、当归（土炒）、肉桂、延胡索、荔枝核、炮姜、炙甘草、防风、木香、补骨脂、赤石脂。

【功能与主治】 补中益气，健脾和胃，涩肠止泻。用于脾虚泄泻证，症见腹泻腹痛、腹胀、肠鸣、黏液血便。

【用法与用量】 口服。一次 6g，一日 3 次。

【禁忌】 孕妇禁用。

【注意事项】

1．忌食生冷、辛辣、油腻之物。

2．感冒发热者慎用。

3．泄泻时腹部热胀痛者不宜服。

【规格】 每袋装 6g。

【贮藏】 密封。

【临床报道】 用补脾益肠丸治疗慢性腹泻 460 例，痊愈率 53.5%，有效率 92.2%[1]。

【参考文献】

[1] 李明忠，裴琼，周萍．补脾益肠丸治疗慢性腹泻 460 例 [J]．安徽中医临床杂志，1998，10（6）：342.

2．肾阳虚衰证

四神丸（片）

【处方】 肉豆蔻（煨）、补骨脂（盐炒）、五味子（醋制）、吴茱萸（制）、大枣（去核）、生姜。

【功能与主治】 温肾散寒，涩肠止泻。用于肾阳不足所致的泄泻，症见肠鸣腹胀、五更溏泻、食少不化、久泻不止、面黄肢冷。

【用法与用量】

丸剂：口服。一次 9g，一日 1 ~ 2 次。

片剂：口服。规格（1）、（2）一次 4 片，一日 2 次。

【规格】

丸剂：每袋装 9g。

片剂：（1）每片重 0.3g，（2）每片重 0.6g。

【贮藏】 密闭，防潮。

【药理毒理】 四神丸具有抑制结肠炎症反应、止泻的作用。

·**调节免疫** 四神丸 1.25g/kg 灌胃能够调节 TNBS/乙醇法致溃疡性结肠炎小鼠的外周血 CD40，CD40L 水平，抑制结肠炎症，促进溃疡愈合[1]。

·**调节细胞凋亡** 四神丸灌肠给药能通过调控结肠组织 Fas/FasL，Bax/Bcl-2 mRNA 的表达，延缓结肠上皮细胞凋亡或促进炎细胞凋亡，从而抑制结肠炎症[2]。

·**止泻作用** 四神丸混悬液 0.2ml/10g（含生药 0.234g/ml）灌胃能降低大黄、蓖麻油引起的腹泻小鼠的腹泻次数。并能抑制正常小鼠和拮抗溴吡斯的明小鼠的炭末推进率[3]。

【参考文献】

[1] 黄小英，赵海梅，管咏梅，等. 四神丸对溃疡性结肠炎小鼠外周血 CD40，CD40L 的调节作用 [J]. 时珍国医国药，2011，22（11）：2625-2627.

[2] 刘端勇，黄小英，程绍民，等. 四神丸对实验性结肠炎结肠组织 Bax/Bcl-2 mRNA，Fas /FasL 的调控作用 [J]. 中国中药杂志，2011，36（24）：3484-349.

[3] 高长玉，李冀，柴剑波，等．四神丸止泻作用的实验研究 [J].中医药学报，2005，33（2）：40-41.

肉蔻四神丸

【处方】补骨脂（盐水制）、肉豆蔻（面粉煨）、吴茱萸（甘草水制）、干姜、白术（麸炒）、白芍、木香、罂粟壳、诃子肉。

【功能与主治】温中散寒，补脾止泻。用于大便失调，黎明泄泻，肠泻腹痛，不思饮食，面黄体瘦，腰酸腿软。

【用法与用量】口服。一次 6g，一日 2 次。

【注意事项】

1．忌生冷、油腻食物。

2．本品含罂粟壳，不可过用、久用。

【规格】每袋装 6g。

【贮藏】密闭，防潮。

（四）溃疡性结肠炎常用外治中成药品种

野菊花栓

【处方】野菊花。

【功能与主治】抗菌消炎。用于前列腺炎及慢性盆腔炎等疾病。

【用法与用量】肛门给药。一次 1 粒，一日 1～2 次或遵医嘱。便后或睡前使用为佳。

【注意事项】30℃以上易变形，但不影响疗效，可将栓剂冷却后再使用。

【规格】每粒重 2.4g。

【贮藏】密闭，在20℃以下保存。

【药理毒理】野菊花栓具有抗炎、镇痛及抑菌作用。

· **抗炎作用** 野菊花栓原药材浸膏13.33g/kg直肠给药，对角叉菜胶所致大鼠足跖肿胀、醋酸所致小鼠腹膜炎性渗出、大鼠异物性子宫炎、大鼠急性细菌性前列腺炎均有一定的抑制作用[1]。

· **镇痛作用** 野菊花栓原药材浸膏13.33g/kg直肠给药，对小鼠腹膜醋酸致痛及热板致痛均有一定的镇痛作用[1]。

· **抑菌作用** 本品体外对大肠杆菌、变形杆菌、金黄色葡萄球菌、绿脓杆菌均有不同程度的抑菌作用[1]。

· **毒理** 野菊花栓对vista大鼠长期毒性试验显示，野菊花栓浸膏20g原药材/kg、10g原药材/kg及5g原药材/kg灌胃给药30天，给药组动物的外观行为，体重，脏器系数，血液学和血液生化学指标与正常对照组比较，均无明显差异。病理检查未见与药物毒性相关的明显病变，停药后也未见药物延迟性毒性反应[2]。

【参考文献】

[1] 周志敏，汤祖青，陈邦树.野菊花栓药效学的实验研究[J].医学文选，2001，20（4）：450-452.

[2] 韦桂宁，周军，周桂芬，等.野菊花栓的长期毒性试验[J].中国药师，2009，12（2）：187-189.

康复新液

【处方】美洲大蠊干燥虫体的乙醇提取物。

【功能与主治】通利血脉，养阴生肌。内服：用于瘀血阻滞，胃痛出血，胃、十二指肠溃疡；以及阴虚肺痨、肺结核的辅助治疗。外用：用于金疮、外伤、溃疡、瘘管、烧伤、烫伤、褥疮之创面。

【用法与用量】口服。一次10ml，一日3次，或遵医嘱。外用，用医用纱布浸透药液后敷患处，感染创面先清创后再用本品冲洗，并用浸透本品的纱布填塞或敷用。

【规格】每支10ml。

【贮藏】密封，置阴凉处（不超过20℃）。

【药理毒理】康复新液具有抗炎作用。康复新原液1ml灌肠能够促进恶唑酮诱导结肠炎小鼠结肠EGF表达，同时抑制AP-1、NF-κB、IL-4等炎性递质的表达，从而达到全身及局部的抗炎作用[1]。

【参考文献】

[1] 陆允敏，金涌，陈维雄，等.康复新液治疗小鼠实验性结肠炎的研究[J].中国临床医学，2011，18（4）：446-449.

附二

治疗溃疡性结肠炎的常用中成药简表

口服中成药					
证型	药物名称	功能	主治病证	用法用量	备注
湿热痢	香连丸	清热燥湿，行气止痛。	用于大肠湿热所致的痢疾，症见大便脓血、里急后重、发热腹痛；肠炎、细菌性痢疾见上述证候者。	丸剂：口服。浓缩丸一次6～12丸，水丸一次3～6g，一日2～3次；小儿酌减。	丸剂：药典、基药、医保

证型	药物名称	功能	主治病证	用法用量	备注
湿热痢	葛根芩连片（丸、微丸、颗粒、胶囊）	解肌清热，止泻止痢。	用于湿热蕴结所致的泄泻、痢疾，症见身热烦渴、下利臭秽、腹痛不适。	片剂：口服。一次3~4片，一日3次。丸剂：口服。一次3g，小儿一次1g，一日3次或遵医嘱。微丸：口服。一次3g，小儿一次1g，一日3次或遵医嘱。颗粒剂：开水冲服。一次1袋，一日3次。胶囊：口服。一次3~4粒，一日3次。	片剂：药典，医保丸剂：医保微丸：医保颗粒剂：医保胶囊：医保
	复方黄连素片	清热燥湿，行气止痛，止泻止痢。	用于大肠湿热，症见赤白下痢，里急后重或暴注下泻，肛门灼热；肠炎、痢疾见上述证候者。	口服。一次3~4片，一日2~3次。	医保，基药
	枫蓼肠胃康颗粒（胶囊、片）	清热除湿化滞。	用于急性胃肠炎，属伤食泄泻型及湿热泄泻型者，症见腹痛腹满、泄泻臭秽、恶心呕腐或有发热恶寒苔黄脉数等。亦可用于食滞胃痛而症见胃脘痛、拒按、恶食欲吐、嗳腐吞酸、舌苔厚腻或黄腻，脉滑数者。	颗粒剂：开水冲服。一次8g，一日3次。胶囊：口服。一次2粒，一日3次。片剂：口服。一次4~6片，一日3次。	颗粒剂：医保胶囊：医保片剂：医保
	肠康胶囊	清热燥湿，理气止痛。	用于湿热泄泻，痢疾腹痛，里急后重。	口服。一次4粒，一日2次，或遵医嘱。	医保

续表

证型	药物名称	功能	主治病证	用法用量	备注
湿热痢	六味香连胶囊	清热燥湿，行气止痛，化滞止痢。	用于肠胃食滞，赤白痢疾等。凡饮食不节、湿热蕴结胃肠所致腹胀、腹痛、腹泻、里急后重、大便脓血、黏稠不畅诸症，皆宜使用。	口服。一次2粒，一日2次，或遵医嘱，儿童酌减。	医保
	香连化滞丸（片）	清热利湿，行血化滞。	用于湿热凝滞引起的里急后重，腹痛下痢。	丸剂：口服。一次2丸，一日2次。 片剂：口服。一次4片，一日2次。	丸剂：医保 片剂：医保
	枳实导滞丸	消积导滞，清利湿热。	用于饮食积滞、湿热内阻所致的脘腹胀痛、不思饮食、大便秘结、痢疾里急后重。	口服。一次6~9g，一日2次。分次用温开水送服。	医保
寒湿痢	六合定中丸	祛暑除湿，和胃消食。	用于暑湿感冒，症见恶寒发热、头痛、胸闷、恶心呕吐、不思饮食、腹痛泄泻。	口服。一次1丸，一日3次。	药典，医保
	藿香正气水（口服液、软胶囊、颗粒、丸、滴丸、片）	解表化湿，理气和中。	用于外感风寒、内伤湿滞或夏伤暑湿所致的感冒，症见头痛昏重、胸膈痞闷、脘腹胀痛、呕吐泄泻；胃肠型感冒见上述证候者。	酊剂：口服。一次5~10ml，一日2次，用时摇匀。 口服液：口服。一次5~10ml，一日2次，用时摇匀。 软胶囊：口服。一次2~4粒，一日2次。 颗粒剂：口服。一次5g，一日2次。儿童酌减，温开水送服。 丸剂：口服。一次8丸，一日3次。 滴丸：口服。一次1~2袋，一日2次。 片剂：口服。一次4~8片，一日2次。	酊剂：药典，基药，医保 口服液：药典，基药，医保 软胶囊：药典，基药，医保 颗粒剂：医保 丸剂：医保 滴丸：医保 片剂：医保

证型	药物名称	功能	主治病证	用法用量	备注
虚寒痢	固本益肠片	健脾温肾，涩肠止泻。	用于脾肾阳虚所致的泄泻，症见腹痛隐隐、腹泻、大便清稀或有黏液及黏液血便、食少腹胀、腰酸乏力、形寒肢冷、舌淡苔白、脉虚；慢性肠炎见上述证候者。	口服。一次 8 片，一日 3 次，小儿酌减或遵医嘱。30 天为一疗程，连服二至三疗程。	药典，医保
阴虚痢	地榆槐角丸	疏风润燥，凉血泻热。	用于痔疮便血，发炎肿痛。	口服。一次 1 丸，一日 2 次。	药典，医保
寒热错杂证	乌梅丸	温脏安蛔。	用于治疗蛔厥，久痢，厥阴头痛，或脾胃虚引起之胃脘痛、肢体瘦弱。	口服。一次 2 丸，一日 2～3 次。	医保
	固肠止泻丸（胶囊）	调和肝脾，涩肠止痛。	用于肝脾不和所致泄泻，症见腹痛腹泻、两胁胀满；慢性非特异性溃疡性结肠炎见上述证候者。	丸剂：口服。浓缩丸一次 4g，水丸一次 5g，一日 3 次。胶囊：口服。一次 3 粒，一日 3 次，饭前服。	丸剂：医保 胶囊：医保
脾气虚弱证	参苓白术散（丸、颗粒）	补脾胃，益肺气。	用于脾胃虚弱，食少便溏，气短咳嗽，肢倦乏力。	散剂：口服。一次 6～9g，一日 2～3 次。丸剂：口服。一次 6g，一日 3 次。颗粒剂：开水冲服。一次 6g，一日 3 次。	散剂：基药，医保 丸剂：基药，医保 颗粒剂：基药，医保
	人参健脾丸（片）	健脾益气，和胃止泻。	用于脾胃虚弱所致的饮食不化，脘闷嘈杂，恶心呕吐，腹痛便溏，不思饮食，体弱倦怠。	丸剂：口服。水蜜丸一次 2 袋，大蜜丸一次 2 丸，一日 2 次。片剂：口服。一次 4 片，一日 2 次。	丸剂：医保 片剂：医保

证型	药物名称	功能	主治病证	用法用量	备注
脾气虚弱证	补中益气丸（颗粒）	补中益气，升阳举陷。	用于脾胃虚弱、中气下陷所致的泄泻、脱肛、阴挺，症见体倦乏力、食少腹胀、便溏久泻、肛门下坠或脱肛、子宫脱垂。	丸剂：口服。大蜜丸一次1丸，一日2～3次；浓缩丸一次8～10丸，一日3次；水丸一次6g，一日2～3次。颗粒剂：口服。一次3g，一日2～3次。	丸剂：药典，基药，医保颗粒剂：基药，医保
	补脾益肠丸	补中益气，健脾和胃，涩肠止泻。	用于脾虚泄泻证，症见腹泻腹痛、腹胀、肠鸣、黏液血便。	口服。一次6g，一日3次。	药典，医保
肾阳虚衰证	四神丸（片）	温肾散寒，涩肠止泻。	用于肾阳不足所致的泄泻，症见肠鸣腹胀、五更泄泻、食少不化、久泻不止、面黄肢冷。	丸剂：口服。一次9g，一日1～2次。片剂：口服。一次4片，一日2次。	丸剂：药典，基药，医保片剂：药典，基药，医保
	肉蔻四神丸	温中散寒，补脾止泻。	用于大便失调，黎明泄泻，肠泻腹痛，不思饮食，面黄体瘦，腰酸腿软。	口服。一次6g，一日2次。	

外治中成药					
病变范围及用药	功能	主治病证	用法用量	备注	
乙状结肠以下野菊花栓	抗菌消炎。	用于前列腺炎及慢性盆腔炎等疾病。	肛门给药。一次1粒，一日1～2次或遵医嘱。便后或睡前使用为佳。	药典，医保	
乙状结肠以上康复新液	通利血脉，养阴生肌。	内服：用于瘀血阻滞，胃痛出血，胃、十二指肠溃疡；以及阴虚肺痨、肺结核的辅助治疗。外用：用于金疮、外伤、溃疡、瘘管、烧伤、烫伤、褥疮之创面。	口服。一次10ml，一日3次，或遵医嘱。外用，用医用纱布浸透药液后敷患处，感染创面先清创后再用本品冲洗，并用浸透本品的纱布填塞或敷用。	药典，医保	